基层医生适宜技术培训教材

U0867698

艾灸疗法

刘迈兰　刘红华　主编

中医古籍出版社
Publishing House of Ancient Chinese Medical Books

图书在版编目（CIP）数据

艾灸疗法 / 刘迈兰, 刘红华主编. — 北京 : 中医古籍出版社, 2022.1（2022.8重印）
基层医生适宜技术培训教材
ISBN 978-7-5152-2336-0

Ⅰ. ①艾… Ⅱ. ①刘… ②刘… Ⅲ. ①艾灸–技术培训–教材 Ⅳ. ①R245.81

中国版本图书馆CIP数据核字（2021）第189774号

基层医生适宜技术培训教材

艾灸疗法

刘迈兰　刘红华　主编

责任编辑	张雅娣
封面设计	韩博玥
出版发行	中医古籍出版社
社　　址	北京市东城区东直门内南小街16号（100700）
电　　话	010-64089446（总编室）010-64002949（发行部）
网　　址	www.zhongyiguji.com.cn
印　　刷	廊坊市鸿煊印刷有限公司
开　　本	710mm × 1000mm　1/16
印　　张	7.5
字　　数	70千字
版　　次	2022年1月第1版　2022年8月第2次印刷
书　　号	ISBN 978-7-5152-2336-0
定　　价	59.00元

编委会

编写目的

本书面向广大基层医生，以相对通俗易懂的文字、视频和图片介绍艾灸疗法的基础知识、技术方法及临床应用，使得基层医生能快速掌握艾灸技术，防治常见疾病，造福广大基层患者。

《基层医生适宜技术培训教材》由中国中医科学院培训中心、北京华佗职业培训学校联合推广。

序

随着我国小康社会的全面实现，建设健康中国已被纳入国家发展战略规划。《国务院办公厅关于深化医教协同进一步推进医学教育改革与发展的意见》指出：“要对在岗基层卫生人员加强全科医学、中医学基本知识技能和适宜技术培训。”

基层医疗体系是整个公共卫生服务和基本医疗的“网底”，基层医生所肩负的医疗责任也格外重大。而面对基层巨大的健康需求，如何确保广大居民健康得到切实的保障，与基层医生自身医疗水平密切相关。基层医生是我国基层卫生服务主体，承担着全国基层最基本的医疗、预防、保健及健康宣传等卫生服务工作，在改善基层卫生状况中扮演着重要角色。提高基层医生继续教育质量与专业技术水平，成为基层卫生培训工作的重要内容。加强对基层医生的继续教育，切实提升基层医生临床服务能力势在必行。编写一套规范科学、系统全面、深入浅出、通俗实用的基层医生专用的系列教材迫在眉睫。

为满足基层医生的培训教育的需求，中医古籍出版社组织编写了《基层医生适宜技术培训教材》，本丛书将目前临床常用、疗效显著、便于推广应用的中医适宜技术，分为6册，包括《针刺疗法》《艾灸疗法》《拔罐疗法》《按摩疗法》《刮痧疗法》《穴位贴敷法》。参与本丛书编写的作者，均为长期工作在教学、临床一线的骨干人员，他们多年的临床经验和方法技巧在书中都有充分体现。与同类书相比，本书理论言简意赅，技术突出精要，形式开放新颖。

本书在撰写过程中，围绕基层医疗服务的刚需及短板，充分考量基层医生知识结构、学习习惯和工作特点，技术内容凸显中医特色（简、便、廉、验）；独创了图文、视频相结合的表现形式，便于利用互联网进行移动媒体传播，尽量为工作繁重的基层医生提供可视化、可模仿、可操作的学习内容及方式。体现了系统性、科学性、针对性、实用性及易学性。目的就是帮助基层医生在实践中能够系统地运用所学的医学知识，有效的为民众提供健康服务，使基层医疗服务体系在健康中国战略规划的落地实施中发挥应有的作用。

中国中医药信息学会会长

原国家中医药管理局副局长

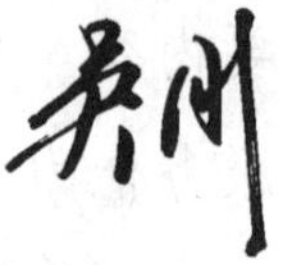

2021年8月于北京

目录

第一章　艾灸疗法的基础知识

第二章　艾灸疗法的技法操作

第三章　艾灸疗法的临床运用

第一章

艾灸疗法的基础知识

第一节 艾灸疗法的概述

一、艾灸疗法的定义

艾灸疗法指利用艾绒做灸材，在腧穴或患处进行烧灼、熏烤，借其温热刺激及药理作用，温通气血，扶正祛邪，用以防治疾病的一种外治方法。

二、艾灸疗法的发展历史

灸法的历史悠久，源远流长，起源于原始社会氏族公社制度时期。灸法的发源，与人类对火的发现和利用关系密切。火不仅给人类带来了温暖，而且对人类的生存和繁衍起到重要作用，同时也为灸法的发明创造了必要的条件。原始社会的人们群居而生，猎取的食物以火烤之，寒冷侵袭时围火取暖，在这些日常生活中人们发现，原本身体不适的部位和疼痛之处，受火的熏烤和热熨后，症状得以减轻甚至彻底消除了。人们逐渐认识到温热刺激是可以治病的，如热物熨腹可以缓解因受寒而致的腹痛、肠鸣；熏烤关节可以减轻寒湿造成的关节疼痛等等。由偶然源于火的体验到主动用火祛病防病，这时灸法已作为一种独特的外治方法被人们所接受和认可，并被后人沿用和发展。

随着历史的前进，灸法也在不断发展，从治疗中逐步积累经验并上升为理论。据早期可考文字记载，湖南长沙马王堆汉墓出土的医学帛书中已有《阴阳十一脉灸经》和《足臂十一脉灸经》两部经脉著作，其中就叙述了经脉的循行部位、所主疾病及灸法治疗等。在战国时期的《素问·异法方宜论》中也记载了与灸法相关的内容："藏寒生满病，其治宜灸焫。"《灵枢·经脉》云："陷下则灸之。"《灵枢·官能》曰："针所不为，灸之所宜。"这说明灸法在当时已较为盛行，并得到了广泛的应用。春秋战国时期，灸法称为"攻"法。《左传》中记载了这样一个故事，公元前581年晋景公患了重病，秦国派名医医缓前往诊治，医缓给晋景公看完病后说："疾不可为也，在肓之上，膏之下，攻之不可，达之不及，药不至焉。"这里所说的"攻"就是指的灸法，"达"指针刺。《孟子·离娄》说："七年之疾，求三年之艾，苟为不蓄，终身不得。"说明春秋战国时期，就把"艾"作为主要施灸材料来使用并运用至今。比起远古时期燃烧树枝、干草等明火施灸，艾绒燃烧时是暗火，不容易烫伤，而且火力温和而持久，能深入脏腑、趋达病所。灸材的改进在灸法历史上具有划时代意义，灸法也因此称为艾灸疗法。

随着社会的进步，艾灸疗法有了进一步发展。东汉时期医圣张仲景在《伤寒论》中涉及灸法的就有十二条之多，且重点论述了灸法的适应证和禁忌证，即所谓“可火，不可火”，并提出“阳证宜针，阴证宜灸”的见解。三国时期《曹氏灸经》的问世标志着我国最早的灸疗专著诞生，此书是集秦汉以来灸法经验之大成，为促进我国灸疗的发展起到了很大作用。可惜因年代已久，此书已遗。晋代医家葛洪的著作《肘后备急方》，将灸疗用于急证之中，如猝死、五尸、霍乱、吐痢等。他的妻子鲍姑，是我国历史上有记载的第一位女灸师，她医术精湛，尤善于灸法。

到了唐代，灸法得到了进一步发展。唐代著名医家孙思邈在《千金方》中就记载了用竹筒及苇筒塞入耳中，在筒口施灸以治耳病。他还提出了灸法预防传染病、中风等疾病，认为灸疗具有防病治病、强身健体、抗衰老的作用。宋代闻人耆年的《备急灸疗》认为：“仓卒救人者，唯灼艾为第一。”宋代还有一个叫窦材的人，他的著作《扁鹊心书》就注重灸关元、气海、中脘等穴，培补元气，延年益寿。《骨蒸病灸方》一书，主要论述了灸治痨病的方法，使崔氏四花穴灸疗流传百世。宋太祖亲自为其弟施灸，并取艾自灸，为后人传为佳话。《太平圣惠方》《圣济总录》等医籍中均收录了大量灸疗的内容，使灸法成为当时的急救措施之一，元代著名医家刘完素、朱丹溪还创立了热病可灸理论。

明代针灸名家辈出，《针灸大全》《针灸聚英》《针灸大成》等一批针灸名著相继问世。这一时期还出现了艾绒加药物的“雷火神针”等新的灸疗方法，以及“桑枝灸”“灯火灸”等，为丰富灸法的内容做出了贡献。清代的《神灸经纶》是一部灸疗学专著，全面总结了历代灸法成就，它标志着我国灸疗学发展的一个新高度。到了清代末年，由于清朝政府的腐朽，帝国主义的入侵，西洋文化的传入使灸疗学备受摧残，濒于灭迹。

新中国成立之后，艾灸疗法如同中医、针术一样也得到了较大发展。随着现代科学技术的发展，有着数千年历史的灸法越来越显示出广阔的发展前景，将会更好地造福于人类，在防治疾病、康复保健中发挥更大的作用。

三、艾灸的原料

（一）艾叶的性能

艾叶气味芳香，味苦，微温，无毒。《本草从新》曰："艾叶纯阳之情，能回垂绝之阳，通十二经，走三阴，理血气，逐寒湿，暖子宫，止诸血，温中开郁，调经安胎……以之灸火，能透诸经而除百病。"说明用艾叶做施灸材料，有通经活络、祛除阴寒、回阳救逆等作用。艾叶经过加工，制成细软的艾绒，它的优点在于，便于搓捏成大小不同的艾炷，易于燃烧，气味芳香；燃烧时热力温和，能窜透皮肤，直达深部。又由于艾产于各地，便于采集，价格低廉。所以，几千年来一直为针灸临床所应用。

（二）艾绒的采制

每年3～5月间，采集肥厚新鲜的艾叶（图1-1），放置日光下暴晒干燥，然后放在石臼中捣碎，筛去杂梗和泥沙，再晒再捣再筛，如此反复多次，就成为淡黄色洁净细软的艾绒（图1-2）。一般若作直接灸，可用细艾绒；若作间接灸，可采用粗艾绒。劣质艾绒，生硬而不易团聚，燃烧时常有火力爆裂的弊端，散落燃烧的艾绒易灼伤皮肤，须加注意。

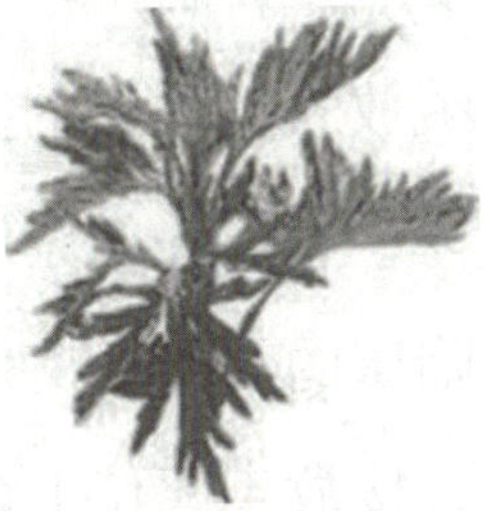

图1-1　艾叶

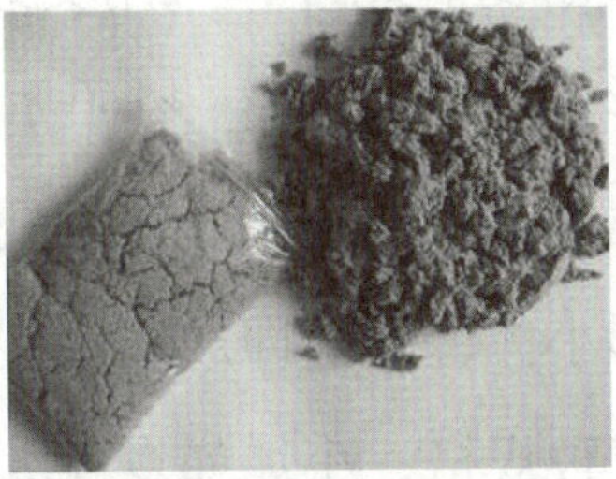

图1-2　艾绒

（三）艾绒的保藏

新产艾绒内含挥发性油质较多，灸时火力过强，故以陈久的艾绒为上品，《孟子》有“七年之病，求三年之艾”之说。因艾绒以陈久为好，故制成后须经过一段时期的贮藏。因其性吸水，故易于受潮，保藏不善，则易霉烂虫蛀，影响燃烧。因此，平时应保藏在干燥之处，或密闭于干燥的容器内存放。每年当天气晴朗时要重复暴晒几次，以防潮湿和霉烂。

（四）艾炷的制作

以艾炷灸施灸时，所燃烧的锥形艾团，称为艾炷。每燃尽一个艾炷，称为一壮。

制作艾炷的方法，一般用手捻。取纯净陈久的艾绒置于平板上，用拇、食、中三指边捏边旋转，把艾绒捏成上尖下平的圆锥形小体，不但放置方便平稳，而且燃烧时火力由弱到强，患者易于耐受。此外，可用艾炷器（图1–3）制作。艾炷器中铸有锥形空洞，洞下留一小孔，将艾绒放入艾炷器的空洞中，另用金属制成下端适于压入洞孔的圆棒，直插孔内紧压，即成为圆锥形小体，倒出即成艾炷。根据临床的需要，艾炷的大小常分为三种规格，小炷如麦粒大，可直接放于穴位上燃烧（直接灸）；中炷如半截枣核大，大炷如半截橄榄大，常用于间接灸（隔物灸）。一般临床常用中型艾炷，炷高1cm，炷底直径约0.8cm，炷重约0.1g，可燃烧3～5分钟（图1–4）。

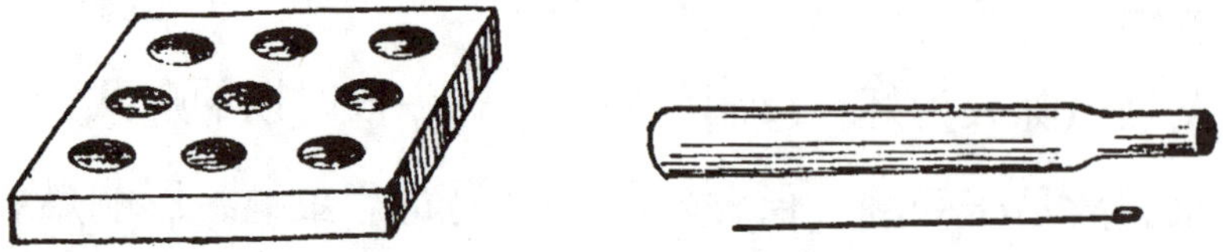

图1–3　艾炷器

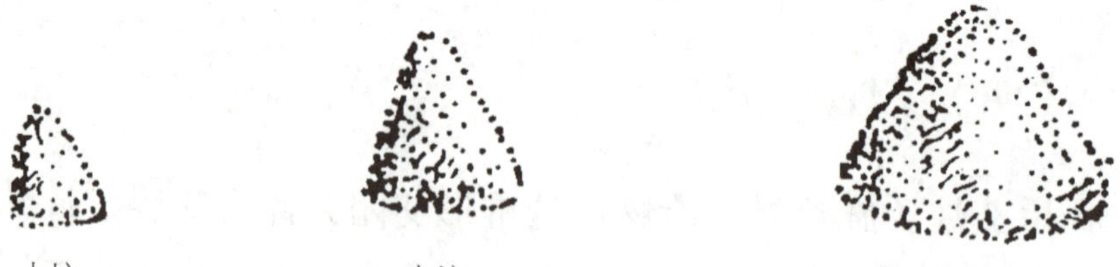

图1–4　艾炷

（五）艾条的制作

艾条又称艾卷，指用艾绒卷成的圆柱形长条。根据内含药物之有无，又分为纯艾条（清艾条）和药艾条两种，一般长20cm，直径1.5cm。

1. 纯艾条：取制好的陈久艾绒24g，平铺在8寸（26cm）长、8寸（26cm）宽，质地柔软疏松而又坚韧的桑皮纸上，将上下各留1寸包边，卷成直径约0.35寸（1.5cm），长度为6寸的圆柱形，越紧越好，用胶水或糨糊封口而成（图1–5）。

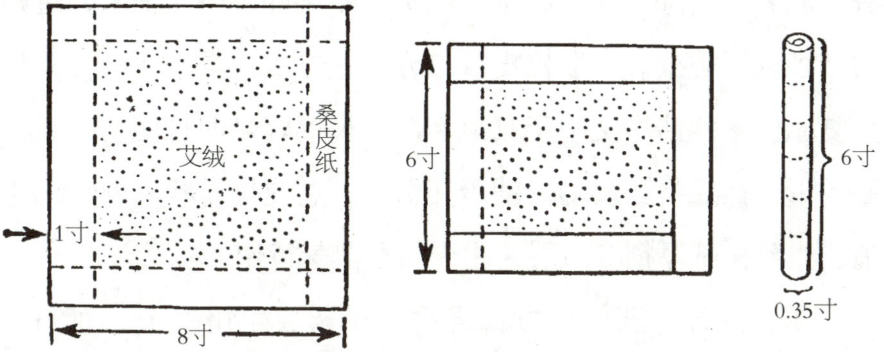

图1–5　艾条

2. 药艾条：主要包括普通药艾条、太乙针、雷火针、百发神针、消癖神火针、阴症散毒针等。

①普通药艾条取肉桂、干姜、木香、独活、细辛、白芷、雄黄、苍术、没药、乳香、川椒各等份，研成细末。将药末混

入艾绒中，每支艾条加药末6g。制法同纯艾条。

②太乙针又称太乙神针，处方为：人参125g，参三七250g，山羊血62.5g，千年健500g，钻地风500g，肉桂500g，川椒500g，乳香500g，没药500g，穿山甲（土炮）250g，小茴香500g，蕲艾2000g，甘草1000g，防风2000g，麝香少许，共研为末。取棉皮纸一层，高方纸二层（纸宽41cm，长40cm），内置药末约25g左右，卷紧成爆竹状，越紧越好，外用桑皮纸厚糊6～7层，阴干待用。

③雷火针又称雷火神针，处方为：艾绒94g，沉香、木香、乳香、茵陈、羌活、干姜、穿山甲各9g，研为细末，过筛后，加入麝香少许。取棉皮纸二方，一方平置桌上，一方双折重复于上。铺洁净艾绒于其上。拿木尺等轻轻叩打使均匀成一平方形，然后将药料均匀铺于艾绒上，卷成爆竹状，外涂鸡蛋清，以桑皮纸厚糊6～7层，阴干勿令泄气待用。

④百发神针药物处方：乳香、没药、生川附子、血竭、川乌、草乌、檀香末、降香末、大贝母、麝香各9g，母丁香49粒，净蕲艾100g，其制法同“太乙针”。

⑤消癖神火针药物处方：蜈蚣1条，五灵脂、雄黄、乳香、没药、阿魏、三棱、木鳖、莪术、甘草、皮硝各3g，闹羊花、硫黄、山甲、牙皂各6g，麝香9g，甘遂1.5g，艾绒60g，其艾卷制法与“太乙针”相同。

⑥阴证散毒针药物处方：乳香、没药、羌活、独活、川乌、草乌、白芷、细辛、牙皂、硫黄、山甲、大贝、灵脂、肉桂、雄黄各3g，蟾酥、麝香各1g，艾绒30g，艾卷制法同“太乙针”。

四、艾灸疗法的特点

艾灸疗法作为中医学的一部分，与其他医疗治病的方法一样具有防病治病的功效，同时作为中医的一大特色，也具有自己特点。其特点可以概括归纳为以下几点：

（一）适应范围广

艾灸疗法的适应范围广泛，临床各科都有适应证。凡内科、儿科、妇科、男科、皮肤科、外科、骨伤科、眼科和耳鼻喉科诸多常见多发病都可用本疗法治疗，尤其是那些虚寒性疾病以及不宜针刺治疗的疾病（如出血性疾病），同时灸疗还能激发人体正气，增强抗病能力，起到防病保健的作用。

（二）治病有奇效

无数实践证明，艾灸疗法在临床治疗上见效快，疗效高，同时还可以弥补针药之不足。正如《灵枢·官能》所说：“针所不为，灸之所宜。”凡是适合本疗法治疗的疾病和美容、保健，都有较好的疗效，有的用1次即可见效。即使对久治不愈的慢性疾病，只要耐心坚持治疗，亦多获奇效。

（三）方便又及时

本疗法不仅在医院使用，家庭也可作自疗和互疗之用，符合中医“贵在早治”的医疗观点。艾卷灸操作很简便，只要指定灸的部位和灸的时间，患者学会后便可以自灸。有些慢性胃肠炎、神经衰弱等疾病，每天到医院针灸，往返麻烦，患者学会自灸，自己可以在家施灸，方便又及时。

（四）简便而易学

艾灸疗法具有简便易学、入门容易、比较容易掌握与应用的特点，因此，诸多民间医生和普通群众都会使用，并取得了很好的疗效。有文化基础的人当然更好，即使不懂医，没有文化的，也能学会使用，很适合城乡家庭民众互疗和自疗之用。若具有中医学知识，掌握脏腑经络学说理论的，则学起来更快，效果更好。

（五）安全且价廉

艾灸疗法无任何副作用，比针刺疗法更加安全，不会出现滞针、弯针、断针和晕针等现象。本疗法除了安全外，还经济实惠，所用的主要材料是艾叶，而且可自己采集，自己加工制成艾炷和艾条，点燃即可治病。艾叶遍布乡野，采集容易，故不花钱也能治好病，能大大减轻患者的经济负担，在缺医少药的边远农村更适用本疗法。

第二节 艾灸疗法的分类

艾灸类如艾炷灸、艾条灸、温针灸等，临床上以艾炷灸和艾条灸最为常用，是灸法的主体部分。

一、艾炷灸

将艾炷放在穴位上施灸，称为艾炷灸。艾炷灸，根据艾炷是否直接置于皮肤穴位上燃灼的不同，可分为直接灸和间接灸两种。

（一）直接灸

将艾炷直接放在皮肤上施灸的方法，称为直接灸（图1–6）。根据灸后有无烧伤化脓，又分为无瘢痕灸和瘢痕灸。

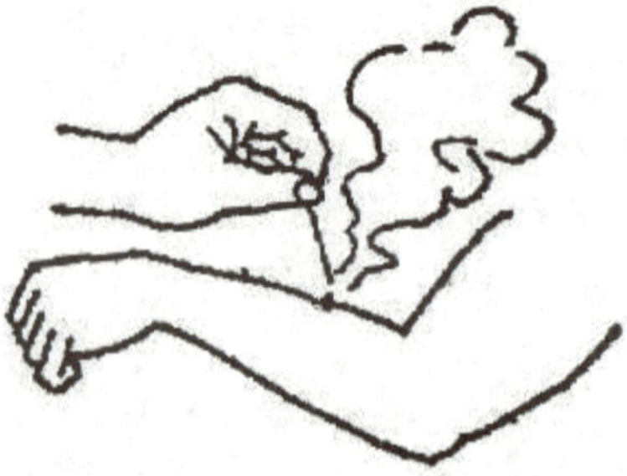

图1–6 直接灸

1. 瘢痕灸　又称化脓灸、烧灼灸。艾炷直接放在穴位上施灸，局部组织经烫伤、溃破、化脓，留永久瘢痕。

2. 无瘢痕灸　又称非化脓灸。施灸以温熨为主，不致透发成灸疮，不留瘢痕。

（二）间接灸

又称间隔灸或隔物灸，指在艾炷下垫一衬隔物放在穴位上施灸的方法（图1-7）。因其衬隔药物的不同，又可分为多种灸法。其火力温和，具有艾灸和药物的双重作用，患者易于接受，较直接灸法常用。根据衬隔物不同，又可分为隔姜灸、隔蒜灸与隔药饼灸等。

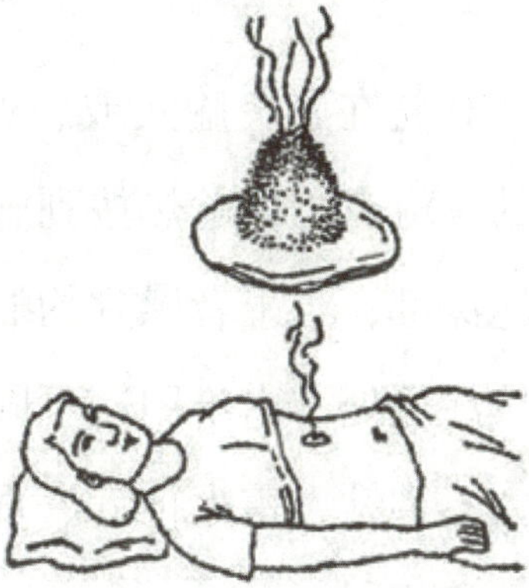

图1-7　间接灸

二、艾条灸

艾条灸指用特制的艾条在穴位上熏烤或熨烫的方法。艾条灸的操作方法有悬起灸和实按灸两种，悬起灸多采用纯艾条，实按灸多采用药艾条。

（一）悬起灸

将点燃的艾条悬于施灸部位之上的一种灸法。一般艾火距皮肤约3cm，每穴或每一部位灸5～10分钟，以灸至皮肤温热红晕，又不致烧伤皮肤为度。悬起灸的操作方法分为温和灸、回旋灸和雀啄灸。

（二）实按灸

先在施灸腧穴或患处垫上棉布或绵纸7层，然后将药艾条的一端点燃，趁热按到施术部位上，稍停1～2分钟，使热力透达深部；当患者感到灼痛时可稍稍提起，停留片刻，再如前法按在原处。由于用途不同，艾绒里掺入的药物处方各异，又有太乙神针、雷火神针、百发神针等，这几种实按灸的操作方法大致相同。

三、温针灸

温针灸是针刺与艾灸相结合的一种方法，具有针和灸的双重作用，用于既需要针刺留针、又需施灸的疾病。本法温中逐冷，搜风蠲湿，宣痹通络，散瘀活血，强身保健，适用于风寒湿痹、肩凝症、腰腿痛等，并可用于防病保健。应用此法时须注意防止艾火脱落烧伤皮肤或衣物，灸时嘱患者不要移动体位；所选针具不宜太细，以免艾条段压弯针体；若施灸过程中患者觉得灼痛，可在施灸穴位加垫一纸片，或用镊子夹住针身稍稍上提。

四、温灸器灸

温灸器是一种专门用于施灸的器具，用温灸器施灸的方法，叫温灸器灸，常用的有温灸筒、温灸盒、温灸架3种类型。本法具有温中散寒、祛风除湿、疏筋活络、宣痹镇痛的作用。适用于风寒湿痹、腹痛、腹泻、腹胀、痿证等证及妇人、小儿及惧怕灸治者，因此目前应用较广。

第三节 艾灸疗法的作用与适应证

一、艾灸的治疗作用

在正常的生理情况下，机体处于经络疏通、气血畅达、脏腑协调、阴阳平衡的状态。而在病理情况下，则经络壅滞、气血不畅、脏腑失调、阴阳失衡。艾灸疗法治病就是通过采用灸法刺激经络腧穴和一定部位，以疏通经络气血，调节脏腑阴阳，达到治疗疾病的目的。

（一）防病保健

《扁鹊心书》说："人于无病时，常灸关元、气海、命门、中脘，虽未得长生，亦可保百余年寿矣。"由此说明灸法可起防病保健的作用，也就是说无病施灸，可以激发人体的正气，增强抗病的能力，使人精力充沛，长寿不衰。现代医学研究提示：艾灸足三里、关元、气海等穴能提高机体的免疫能力，降低血脂及胆固醇，故无病自灸，可增强抗病能力，使人元气充沛，精力旺盛，长寿延年。

（二）温经散寒

艾灸疗法因其燃烧时的温热性能而具有祛散寒邪、温通经络的作用，其寒包括外感寒邪和内脏虚寒。中医学认为，外感寒邪可因感受外界寒凉或过食生冷等所致，多见恶寒、畏冷、肢冷、冷痛、喜暖、蜷卧等症状；内脏虚寒多因内伤久病，人体阳气损耗而表现为肢冷蜷卧，口不渴，痰涎清稀，小便清长，大便稀溏等。用灸法能祛除寒邪，回复阳气，使寒邪尽散，肢冷渐温。按现代医学的观点，灸法的温热特性使患者机体局部毛细血管扩张，组织充血，血流加速，代谢加快，使缺血、缺氧、缺营养的部位得到改善而发挥温散寒邪的作用，故可以依据该作用治疗外感风寒表证及内脏虚寒的肢冷蜷卧、痰涎清稀、呕吐、腹痛、小便清长、大便泄泻等症状。

（三）扶阳固脱

阴阳为人之本。阳衰则阴盛，阴盛则为寒、为厥，甚则欲脱。人体常因久病体虚而卫阳不固，腠理疏松，易伤风感冒；甚者中气下陷，脏器下垂或阳衰至极，阴阳离决，面色苍白，四肢厥冷，大汗淋漓，血压下降等。用灸发挥其温热特性，可温补扶助虚脱之阳气，提升虚脱的功能。从现代医学的角度来看，灸法可以调整人体应激性，提高耐受力，调整各种腺体功能，维护机体生理功能。故用灸可以治疗阳虚所致久泻久痢、遗精、阳痿、虚脱及中气下陷所致的脏器下垂以及崩漏等症。

（四）消瘀散结

中医认为，瘀与结多因寒凝经脉，气血阻滞，或痰湿阻滞或邪毒久羁不散，气血瘀滞而形成，表现为痈疽、结块、瘰疬、瘿瘤或血瘀。灸法能使气血运行加快，气机通调，营卫和畅，故瘀结自散。所以，临床常用于气血凝滞之疾，如疮疡痈疽初起、瘰疬、瘿瘤以及疮疡溃后久不愈合者。现代医学研究发现，灸法可使中性白细胞增多，吞噬能力增强，炎症渗出减少，故灸法温热以散寒凝、消痈肿，或令脓成者速溃或令阳气不足、收口慢者祛腐生肌而达到消瘀散结、活血止痛的效果。

（五）引热下行

金元名医刘完素在《素问病机气宜保命集》中说："热厥心痛者，身热足寒。""当灸太溪及昆仑……引热下行。"说明灸法作为一种温热刺激，能以热引热，引热下行，引火归元。临床上多用于身热足寒、上热下寒等病证。

二、艾灸疗法的适应证

艾灸疗法的适应范围广泛，临床各科都有适应证，凡内科、儿科、妇科、男科、皮肤科、外科、骨伤科、眼科和耳鼻喉科诸多常见多发病都可用本疗法治疗。如各种虚寒病证、风寒湿痹、风寒表证、颈肩腰腿疼痛、痛经、寒性腹痛吐泻、亡阳虚脱、阳痿、遗精、气虚下陷之内脏下垂，以及疮疡初起、瘰疬等。同时灸疗还能激发人体正气，增强抗病能力，起到防病保健的作用。

三、艾灸疗法的禁忌证

（一）禁忌部位

1. 心脏虚里处、大血管处、皮薄肉少处。
2. 孕妇下腹部与腰骶部、囟门未合之小儿前头部。
3. 睾丸、乳头与阴部。
4. 颜面部、督脉穴脊椎段、关节活动处不宜化脓灸。

（二）禁忌病证

1. 外感风热、各种感染性发热、高热、脉象数疾者。

2. 阴虚内热、抽搐痉挛、极度衰竭、形瘦骨弱者。

（三）禁忌时机

1. 自然因素：风雨雷电、奇寒盛暑。

2. 人体因素：极度疲劳、情绪不安、大汗淋漓、妇女经期。

第二章

艾灸疗法的技法操作

第一节 施灸前的准备

一、艾灸方法的选择

根据灸疗方法的各自特点进行选择。一般的虚寒病证，可用隔姜灸、艾条灸；急性吐泻、虚脱，可用隔盐灸；阳痿、宫寒不孕，可用隔附子饼灸；顽固性疾病、哮喘，宜选化脓灸；疮疡初起，宜选隔蒜灸；养生保健，宜选艾条温和灸。

二、体位选择

根据腧穴位置、医生施术的方便、患者是否舒适自然等进行选择。如取背部的肺俞、心俞，选俯卧位；取腹部的关元、气海，选仰卧位；艾条温和灸头顶百会，选坐位；环跳穴温针灸，选侧卧位；偏瘫病人，则根据其本身的最佳位置进行灸治，在一般情况下多选择卧位。

三、安全保护措施的选择

1. 治疗室保持干燥、通风，防止因艾烟太浓造成灸晕或其他不适。

2. 施灸前不能空腹、剧烈运动、情绪激动，以防灸晕。

3. 施温针灸时，艾条段应距皮肤2～3cm，灸穴皮肤隔上厚纸片，燃艾过程中嘱病人勿动，以防烫伤皮肤、烧毁衣物。

4. 对知觉减退的病人施艾条温和灸时，医生左手拇、食指应放在灸穴旁，感受皮肤温度，以防烫伤。

5. 一旦病人出现烫伤水泡，及时处理，并用消毒敷料保护伤口。

第二节 施灸的注意事项

一、施灸量的多少

（一）艾炷大小

小艾炷如麦粒大，多用于直接灸；中艾炷如半截枣核大，大艾炷如半截橄榄大，中艾炷与大艾炷多用于间接灸。

（二）壮数多少

艾炷大小、壮数多少反映了施灸量的大小。施灸量的大小，应根据患者的体质、病情以及施灸部位来确定。

1. 体质 少壮男子、体质壮实者宜大炷多壮，妇幼老人、体质虚弱者宜小炷少壮。

2. 病情 元气欲脱、沉寒厥冷或新病者，宜大炷多壮；风寒湿痹、上实下虚或久病者，宜小炷少壮。

3. 部位 腰臀腹部等皮肉深厚处宜大炷多壮；头胸四肢

等皮肉浅薄处宜小炷少壮。

（三）施灸的距离

一般来说，距离越大，刺激量越小。

（四）施灸的时间

时间为5～10分钟，或以皮肤灼红为准，一般时间越长，刺激量越大。

一般情况，凡初病、体质强壮的艾炷宜大，壮数宜多；久病、体质虚弱的艾炷宜小，壮数宜少。按施灸部位的特点，在头面胸部施灸不宜大炷多灸；在腰背腹部施灸可大炷多壮；在四肢末端皮薄而多筋骨处不可多灸；肩及两股皮厚而肌肉丰满处，宜大炷多壮。结合病情施灸，如沉寒痼冷、阳气欲脱，非大炷多灸不可奏效；若属风寒外感、痈疽痹痛，则应掌握适度，否则易使邪热内郁产生不良后果。

二、疗程

疗程长短可根据病情灵活掌握。急性病疗程较短，有时只需灸治1～2次即可；慢性病疗程较长，可灸数日乃至数月以上。一般初灸时，每日1次，10次为1个疗程，以后可酌情1～2

日或2～3日1次，坚持治疗。急性病亦可1日灸2～3次，养生保健灸可坚持2～3日灸1次。

三、施灸的顺序

（一）上下顺序

一般宜先灸上部，后灸下部。

（二）前后顺序

先灸背腰部，后灸胸腹部；先灸阳经，后灸阴经。

（三）左右顺序

先灸左边，后灸右边。

四、艾灸补泻

《灵枢·背俞》说：“以火补者，勿吹其火，须自灭也；以火泻者，疾吹其火，传其艾，须其火灭也。”说明艾灸补泻的操作要点是补法不吹火，任其自然熄灭；泻法疾吹火，促其迅速燃灭。

（一）灸法施补

点燃艾炷后，不吹其火，使火力温和，长时间燃烧，待其慢慢自灭，使真气聚而不散。

（二）灸法施泻

点燃艾炷后，以口速吹旺其火，使火力猛烈，迅速燃灭，以促使邪气消散。

五、其他注意事项

在施灸或温针灸时，要注意防止艾火脱落，以免造成皮肤及衣物的烧损。灸疗过程中，要随时了解患者的反应，及时调整灸火与皮肤间的距离，掌握灸疗的量，以免造成施灸太过，亦可引起灸伤。灸后若局部出现水泡，只要不擦破，可任其自然吸收。若水泡过大，可用消毒针从泡底刺破，放出水液后，再涂以龙胆紫药水。对于化脓灸者，在灸疮化脓期间，不宜从事体力劳动，要注意休息，严防感染。若有继发感染，应及时对症处理。此外，尤其对呼吸系统疾病患者进行灸治时，更应注意。

在艾灸时，应注意保持室内通风，保持空气清新，避免烟尘过浓，污染空气，伤害人体。

第三节 艾炷直接灸的操作要领

将艾炷直接放在皮肤上施灸的方法，称为直接灸。根据灸后有无烧伤化脓，又分为无瘢痕灸（又称非化脓灸）和瘢痕灸（又称化脓灸、烧灼灸）。

一、瘢痕灸的操作要领

视频2-1

1. 点穴

因施治时间较长，疼痛剧烈，要求体位平正、舒适。待体位摆妥后，可用标记笔在穴位上画点标记。

2. 施灸

在施灸的穴位处涂以少量大蒜汁，将中艾炷放好后，用线香点燃。要求每壮必须燃尽。每灸完一壮，以纱布蘸温开水抹净所灸穴位，复按前法再灸，一般可灸5～7壮。

3. 减痛

由于此种灸法较痛，故在烧至炷底，患者感到灼痛时，可在施灸穴位周围用手指轻轻拍打，以减轻痛感。此外，还有用麻醉的方法以防止灸痛。

4. 敷贴药膏

灸治完毕后，应将局部擦拭干净，然后在施灸穴位上敷贴玉红膏或创可贴，可1～2日换贴1次。

5. 换药

7天后，灸穴逐渐出现无菌性化脓反应，如脓液多，膏药亦应勤换，约经过30～40天，灸疮结痂脱落，局部留有疤痕。

在灸疮化脓时，局部应注意清洁，避免污染，以免并发其他炎症。同时，可多食一些营养较丰富的食物，促使灸疮的正常透发，有利于提高疗效。因本法会留疤痕，必须征得病人同意，面部、关节处、大血管处禁用此法。本法古代常用，目前多用于疑难、顽固性病证，如哮喘、脱骨疽、肺痨及保健灸等。

二、无瘢痕灸的操作要领

1. 先将施灸部位标记，涂以少量凡士林，然后将小、中艾炷放在穴位上点燃。

视频2-2

2. 不等艾火烧到皮肤，当患者感到灼痛时，即用镊子将艾炷夹去或压灭，更换艾炷再灸。

3. 连续灸3～7壮，以局部皮肤出现轻度红晕为度。

无瘢痕灸因其不留瘢痕，易为患者接受，本法适用于虚寒轻证以及气血虚弱、小儿发育不良等。

第四节 艾炷间接灸的操作要领

间接灸，又称间隔灸或隔物灸，因其衬隔药物的不同，又可分为隔姜灸、隔蒜灸、隔盐灸与隔药饼灸等。操作方法见视频2-3、视频2-4、视频2-5和视频2-6。

一、隔姜灸的操作要领

视频2-3

1. 根据治疗取穴方便，患者仰卧位或俯卧位。

2. 将新鲜生姜切成约0.3cm厚（约1元硬币厚）的薄片，中间用针穿刺数孔，上置大、中艾炷，放在穴位上用线香点燃。

3. 当患者感到灼痛时，可将姜片及艾炷稍许上提，使之离开皮肤片刻，旋即放下，或在姜片下衬一些纸片，放下再灸。

4. 艾炷燃尽，除去灰烬，另换一炷依前法再灸，直到局部皮肤潮红为止，一般每穴灸5～8壮。

5. 灸毕，去除姜片。一般灸处无须处理，若有轻微烫伤，局部涂擦万花油即可（图2–1）。

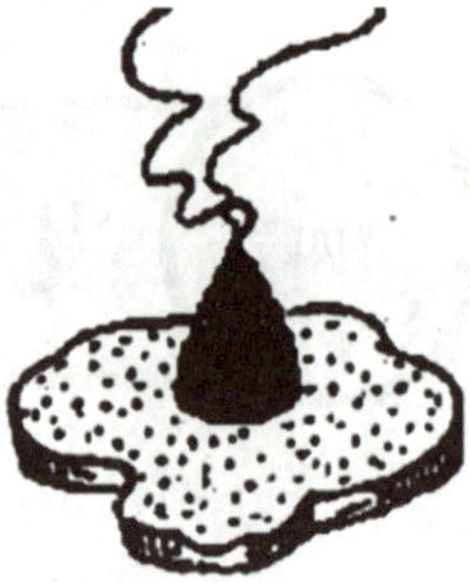
图2–1 隔姜灸

生姜味辛，性微温，具有解表、散寒、温中、止呕的作用。故此法多用于治疗外感表证和虚寒性疾病，如感冒、咳嗽、风湿痹痛、呕吐、腹痛、泄泻、阳痿、遗精、早泄、面瘫等。

二、隔蒜灸的操作要领

视频2–4

1. 将独头大蒜切成约0.3cm厚的薄片，中间用针穿刺数孔，放在穴位或患处。

2. 用大、中艾炷放在蒜片上，线香点燃施灸。

3. 当患者灼痛难忍时，医者可将蒜片及艾炷提起，稍等片刻，放下再灸。

4. 艾炷燃尽，除去艾灰，另换一炷依前法再灸，直到局部皮肤潮红为止，一般每穴灸5～8壮。

5. 灸毕，去除蒜片。一般灸处无须处理，若有轻微烫伤，局部涂擦万花油即可（图2–2）。

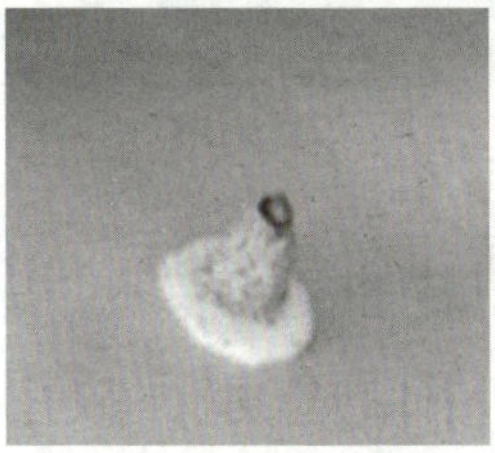

图2-2　隔蒜灸

大蒜对皮肤有刺激性，灸后容易起泡，故应注意防护。大蒜味辛，性温。有解毒杀虫、消肿散结、健运脾胃之功，本法多用于治疗肺痨、腹中积块、痈疮肿疖初起未溃及毒虫所伤等。

三、隔盐灸的操作要领

又称神阙灸，本法只适于脐部，其操作方法是：

视频2-5

1. 患者仰卧屈膝，以纯白干燥的食盐，填平脐孔，再放大艾炷线香点燃施灸。

2. 如患者脐部凸出，可用湿面条围脐如井口，再填盐于脐中，如上法施灸。

3. 当患者灼痛时用镊子夹去残炷，换上一炷再灸。

4. 一般可灸3～7壮，亡阳虚脱时则不拘壮数，可灸至几百壮，直到患者苏醒脉起、手足转温（图2-3）。

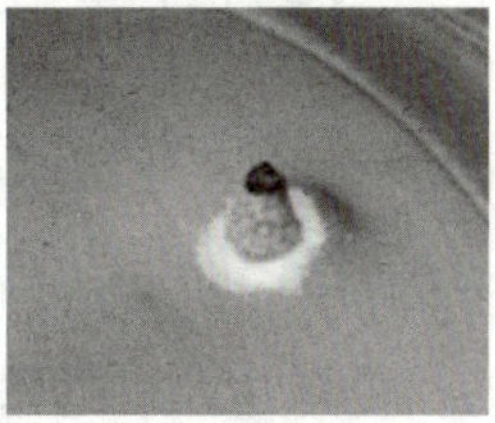

图2-3　隔盐灸

隔盐灸具有回阳救逆固脱之功，适用于亡阳脱证、急性腹痛、吐泻、痢疾、四肢厥冷等。

四、隔药饼灸的操作要领

视频2-6

隔药饼灸以隔附子（饼）最为常见。由于附子辛温火热，有温肾补阳的作用，故用来治疗各种阳虚证，如阳痿、早泄以及外科疮疡窦道盲管久不收口，或既不化脓又不消散的阴性虚性疮疡。其操作方法如下：

1. 附子饼制作：将附子切细研末，以黄酒调和做饼，厚约0.3cm、直径约2～3cm，用粗毫针在饼中穿刺数孔备用。

2. 附子片制作：将附子切成厚约0.3cm、直径约2～3cm的附子片，用粗毫针在附子片中穿刺数孔备用。

3. 以附子片或附子饼作间隔，放在施灸穴位处，上置大艾炷，线香点燃灸之。

4. 当患者灼痛难忍时，将附子饼（片）及艾炷提起，稍待片刻，放下再灸。

5. 饼（片）干更换，直至皮肤出现红晕为度，一般灸5～8壮。

6. 灸毕，去除附子饼（片）。一般灸处无须处理，若有轻微烫伤，局部涂擦万花油即可（图2-4）。

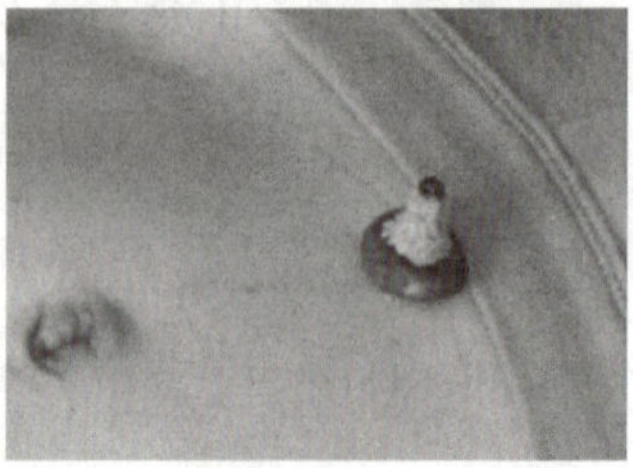

图2-4　隔附子（饼）灸

第五节 艾条悬起灸的操作要领

悬起灸的操作方法分为温和灸、雀啄灸和回旋灸。操作方法见视频2-7、视频2-8和视频2-9。

一、温和灸的操作要领

1. 采用纯艾条，将其一端点燃。

2. 对准应灸的穴位，距离皮肤2～3cm，进行熏烤，使患者局部有温热感而无灼痛为宜。

视频2-7

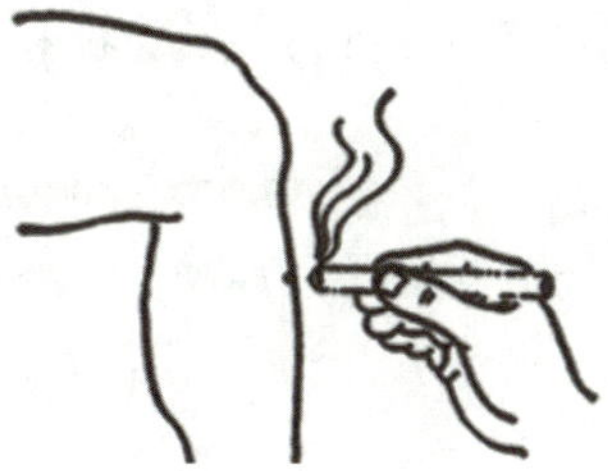

图2-5　温和灸

3. 若患者感觉过热，可稍稍提起艾条，不热则稍微放低艾条。

4. 一般每穴灸5～10分钟，灸至皮肤红晕为度（见图2-5）。

如遇到昏厥或局部知觉减退的患者及小儿时，医者可将食、中两指置于施灸部位两侧，这样可以通过医生的手指来测知患者局部受热程度，以便随时调节施灸距离，掌握施灸时间，防止烫伤，适用于各种虚寒病证。

二、雀啄灸的操作要领

视频2-8

1. 将纯艾条的一端点燃。

2. 在施灸穴位皮肤上方像鸟雀啄食一样，一起一落进行熏烤。

3. 灸至皮肤红晕即可，一般灸5～10分钟（图2-6）。

上下起落移动时注意幅度均匀一致，上抬时不要太高，下落时不要接触皮肤，本法多用于治疗小儿疾病或晕厥急救等。

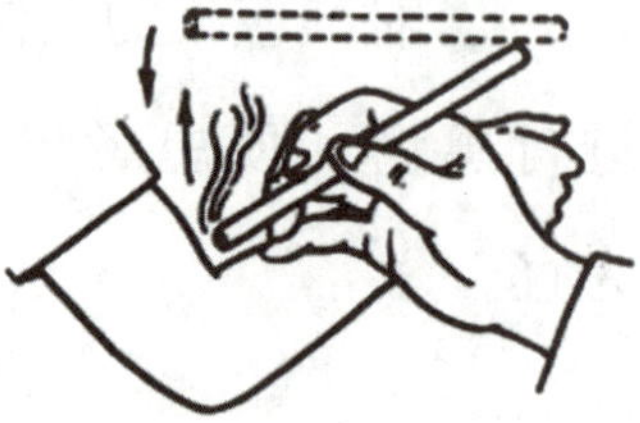

图2-6　雀啄灸

三、回旋灸的操作要领

1. 将纯艾条的一端点燃。

2. 距施灸部位皮肤上方3cm左右，做圆周状平行往复熏烤。

3. 灸至整个施灸区域皮肤红晕即可，一般灸5～10分钟（图2-7）。

施灸时注意与皮肤的距离保持一致，回旋的速度与幅度均匀一致。本法适用于病变面积较大的风湿痹痛、神经性麻痹及皮肤病等。

视频2-9

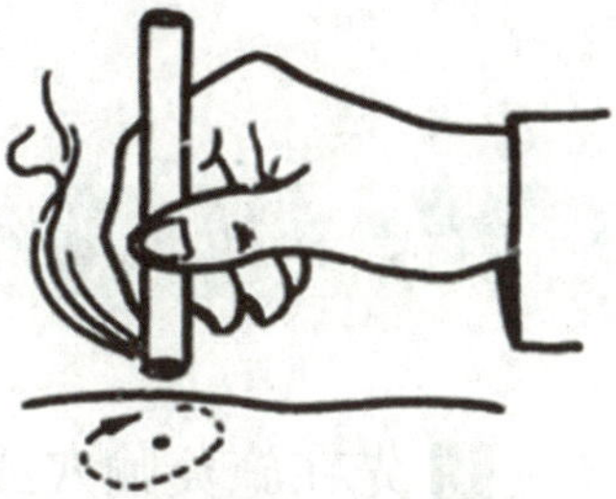

图2-7　回旋灸

第六节 艾条实按灸的操作要领

一、实按灸的操作要领

1. 先在施灸腧穴或患处垫上棉布或棉纸7层。

视频2-10

2. 然后将药艾条的一端点燃，趁热按到施术部位上，稍停1～2分钟，使热力透达深部（图2-8）。

3. 当患者感到灼痛时可稍稍提起，停留片刻，再如前法按在原处。

4. 若艾火熄灭，可重新点燃再灸，也可点燃2支艾条轮流使用。

5. 一般每次按灸5～7次，至皮肤红晕为度。

由于用途不同，艾绒里掺入的药物处方各异，又有太乙针、雷火针、百发神针等，这几种实按灸的操作方法大致相同。

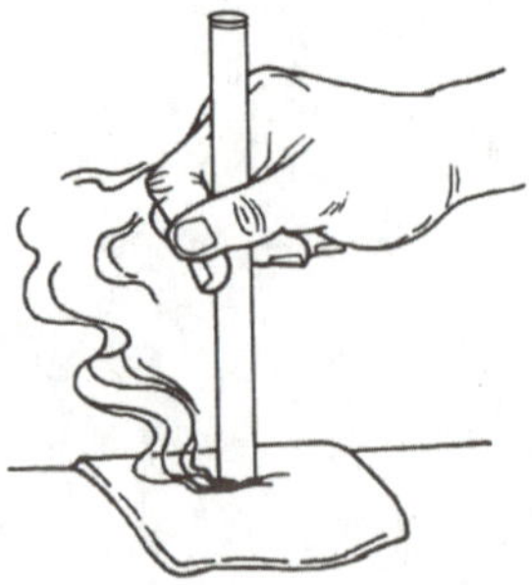

图2-8　实按灸

（一）太乙针

又称太乙神针。操作时，用乙醇灯点燃特制药条的一端，以粗布数层包裹，趁热按熨于腧穴或患部，待冷后再烧，再熨，每次每穴灸5～7次。亦可先在施灸部位铺上6～7层棉纸或布，将艾火直按其上，稍留1～2秒，若火熄灭，再点再灸，如此5～7次。此法具有通经活络、散瘀活血、温中散寒、祛风除湿、辟秽解毒、宣痹镇痛的作用，适用于风寒湿痹、痿证和虚寒证。

（二）雷火针

又称雷火神针，首见于《本草纲目》卷六，是太乙针的前身。本法的操作方法与太乙针相同，具有温中化湿、理气镇痛、祛风通络、舒筋活血的作用，用于风寒湿痹、关节痉疼、痿证、腹痛、泄泻等。

（三）百发神针

也是艾条实按灸的一种，实为太乙针的又一更方。首载于清代叶桂所著《种福堂公选良方》，其操作方法与太乙针相同。具有活血祛瘀、化痰散结、搜风宣痹、行气止痛的作用，适用于偏正头风、漏肩风、鹤膝风、半身不遂、痞块、腰痛、小肠疝气及痈疽等。

第七节 温针灸的操作要领

视频2-11

温针灸是针刺与艾灸相结合的一种方法，具有针和灸的双重作用，用于既需要针刺留针，又需施灸的疾病。其操作方法见视频2-11。

1. 在针刺得气、补泻之后，将针留在适当的深度。

2. 截取2cm的艾卷一段，在其一端的中心穿一小孔，装在针柄上，艾段与皮肤的距离为2～3cm。

3. 在灸穴周围垫上小纸片，以防艾火落下烫伤皮肤。

4. 用火柴或打火机点燃艾段下方施灸（图2-9）。

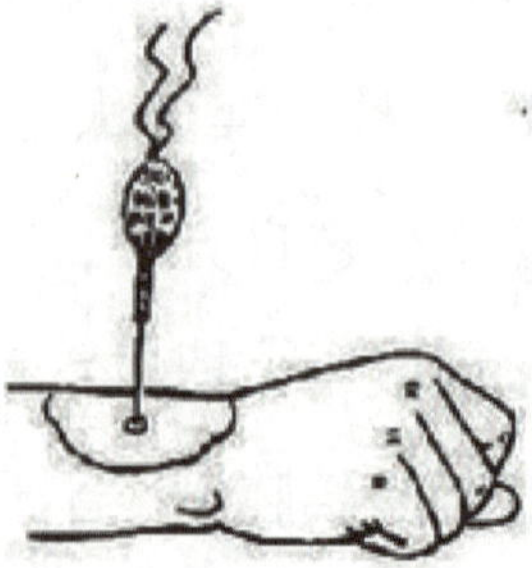

图2-9 温针灸

5. 艾段燃尽（约20～30分钟），用厚纸片将艾灰除去，取走隔热纸片，然后按常规出针。

应用此法时须注意防止艾火脱落烧伤皮肤或衣物，灸时嘱患者不要移动体位；所选针具不宜太细，以免艾条段压弯针体；若施灸过程中患者觉得灼痛，可在施灸穴位加垫一纸片，或用镊子夹住针身稍稍上提。

第八节 温灸器灸的操作要领

温灸器是一种专门用于施灸的器具，用温灸器施灸的方法，叫温灸器灸。常用的有温灸筒、温灸盒、温灸架3种类型。

一、温灸筒灸法的操作要领

1. 揭开顶盖，装入适量艾绒。
2. 点燃筒中央的艾绒，待其燃旺，筒底烫手时盖上顶盖。
3. 在施灸穴位或患处隔上数层棉布，手持温灸筒手柄将筒底置于施灸处进行温熨。

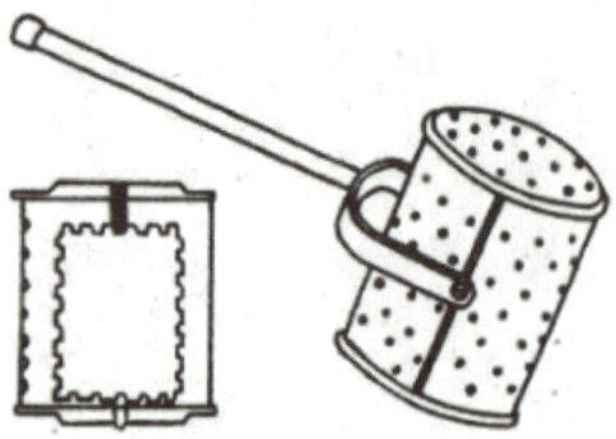
图2-10　温灸筒

4. 若患者感觉太热，可增加隔布层数或适当抬高灸筒；热度不够，可抽出一二层棉布。
5. 灸至皮肤红晕为度，一般灸5～10分钟（图2-10）。

二、温灸盒灸法的操作要领

1. 将温灸盒盖子揭开，置于患处，在盒内放入适量艾绒。

2. 点燃艾绒后施灸。

3. 若患者感觉过热时可将盒盖盖上，不够热则可将盒盖取下。

4. 灸至皮肤潮红为度，一般灸15～30分钟（图2-11）。

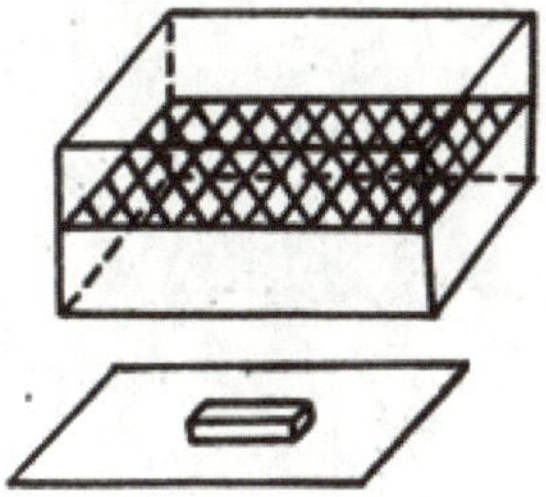

图2-11　温灸盒

由于温灸盒面积相对较大，适用于面积较大的疼痛、麻木等病症，如腰痛、背部麻木等（视频2-12）。

视频2-12

三、温灸架灸法的操作要领

1. 将温灸架对准施灸穴位，用松紧带固定。

2. 点燃艾条的一端，插入温灸架中央的顶管内，距离穴位皮肤3cm左右。

3. 患者觉热，稍稍上提艾条；热度不够，稍稍下插艾条。

4. 灸至皮肤红晕为度，一般灸10～15分钟。

5. 灸毕，将艾条拔出，插入灭火管内熄灭（图2-12）。

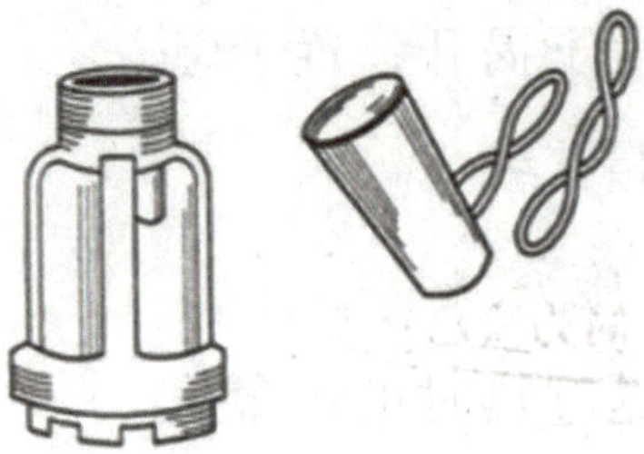

图2-12　温灸架

第三章

艾灸疗法的临床运用

第一节 感冒

感冒是感受触冒风邪，邪犯卫表而导致的常见外感疾病，临床表现以鼻塞、流涕、喷嚏、咳嗽、头痛、恶寒、发热、全身不适、脉浮为其特征。西医的上呼吸道感染、流行性感冒可参照本病治疗。实证感冒多为风寒、风热、暑湿侵袭；虚证感冒多为气阴不足、外感风邪。治疗感冒，总以解表为法，体虚感冒扶正祛邪兼顾。

一、辨证分型

（一）实证感冒

以青壮年多见，症状较重，病程较短。

风寒感冒　恶寒重，发热轻，无汗，头痛，肢节酸疼，鼻塞声重，或鼻痒喷嚏，时流清涕，咽痒，咳嗽，痰吐稀薄色白，口不渴或渴喜热饮，舌苔薄白而润，脉浮或浮紧。

风热感冒　身热较著，微恶风，汗泄不畅，头胀痛，面赤，咳嗽，痰黏或黄，咽燥，或咽喉乳蛾红肿疼痛，鼻塞，流黄浊涕，口干欲饮，舌苔薄白微黄，舌边尖红，脉浮数。

暑湿感冒　身热，微恶风，汗少，肢体酸重或疼痛，头昏重胀痛，咳嗽痰黏，鼻流浊涕，心烦口渴，或口中黏腻，渴不多饮，胸闷脘痞，泛恶，腹胀，大便或溏，小便短赤，舌苔薄黄而腻，脉濡数。

（二）虚证感冒

虚证感冒以老年多见，症状轻重不一，病程多较长。

气虚感冒　恶寒较甚，发热，无汗，头痛身楚，咳嗽，痰白，咯痰无力，平素神疲体弱，气短懒言，反复易感，舌淡苔白，脉浮而无力。

阴虚感冒　身热，微恶风寒，少汗，头昏，心烦，口干，干咳少痰，舌红少苔，脉细数。

二、艾灸处方

主穴　大椎、风池、合谷、列缺、外关。

辨证配穴　风寒感冒者加风门、肺俞；风热感冒者加尺泽、曲池；暑湿感冒者加阴陵泉、足三里；气虚感冒者加气海、足三里；阴虚感冒者加肝俞、肾俞。

疗程 每日1次，10次为1个疗程。

方解 感冒病机为卫表不和，肺失宣肃。大椎既能散寒又能清热；风池、外关疏风解表；合谷、列缺为原络配穴，能祛风解表，宣肺止咳。风寒感冒加肺俞、风门疏风散寒；风热感冒加尺泽、曲池祛风清热；暑湿感冒加阴陵泉、足三里化湿解暑。气海、足三里健脾益气固表，肝俞、肾俞益阴补血解表。

三、腧穴定位

大椎：在脊柱区，第7颈椎棘突下凹陷中，后正中线上。

风池：在颈后区，枕骨之下，胸锁乳突肌上端与斜方肌上端之间的凹陷中。

合谷：在手背，第1、2掌骨间，第2掌骨桡侧的中点处（简便取穴法：以一手的拇指指骨关节横纹，放在另一手拇、食指之间的指蹼上，当拇指尖下是穴）。

列缺：在前臂，腕掌侧远端横纹上1.5寸，拇短伸肌腱与拇长展肌腱之间，指尖下凹陷中是穴（简便取穴法：两手虎口自然平直交叉，一手食指按在另一手桡骨茎突上，指尖下凹陷中是穴）。

外关：在前臂后区，腕背侧远端横纹上2寸，尺骨与桡骨间隙中点。

足三里：在小腿外侧，犊鼻下3寸，胫骨外嵴外1横指处，犊鼻与解溪连线上。

阴陵泉：在小腿内侧，胫骨内侧髁下缘与胫骨内侧缘之间的凹陷中。

尺泽：在肘区，肘横纹上，肱二头肌腱桡侧凹陷中。

曲池：在肘区，曲肘成直角，在肘横纹外侧端与肱骨外上髁连线中点处。

风门：在脊柱区，第2胸椎棘突下，后正中线旁开1.5寸。

肺俞：在脊柱区，第3胸椎棘突下，后正中线旁开1.5寸。

肝俞：在脊柱区，第9胸椎棘突下，后正中线旁开1.5寸。

肾俞：在脊柱区，第2腰椎棘突下，后正中线旁开1.5寸。

气海：在下腹部，脐中下1.5寸，前正中线上。

四、操作流程

（一）主穴操作

1. 艾条回旋灸（视频2-9）：大椎，5～10分钟。
2. 艾条温和灸（视频2-7）：风池、列缺，5～10分钟。
3. 隔姜灸（视频2-3）：合谷、外关，5～10壮。

（二）配穴操作

1. 艾条回旋灸（视频2-9）：尺泽、曲池，5～10分钟。

2. 艾条温和灸（视频2-7）：足三里、阴陵泉，5～10分钟。

3. 隔姜灸（视频2-3）：风门、肺俞、肝俞、肾俞、气海，5～10壮。

（三）重点提示

1. 施艾条回旋灸时，手持艾条回旋的速度要均匀一致。

2. 施艾灸温和灸时，手持艾条不要移动，不可距局部皮肤太近，以免烫伤。

3. 施隔姜灸过程中，患者灼痛难忍时要及时提起姜片及艾炷。

五、温馨贴士

1. 施治环境应注意避风保暖，防止受术者着凉。

2. 灸法治疗本病疗效明显，但若出现高热持续不退、咳嗽加剧、咯吐血痰等症时，宜尽快采取综合治疗措施。

3. 感冒流行期间应保持居室内空气流通，少去公共场所。并可灸大椎、足三里等穴进行预防。

第二节　头痛

头痛是指头部经脉绌急或失养，清窍不利所引起的以头痛为特征的一种病症。头痛是临床常见的自觉症状，可单独出现，亦见于多种疾病的过程中。按辨证论治可分为外感头痛和内伤头痛；按照头痛的部位辨证归经，前额痛为阳明头痛，侧头痛为少阳头痛，后枕痛为太阳头痛，巅顶痛为厥阴头痛。治以通经活络止痛，辨证取穴与辨经取穴相结合。

一、辨位归经

阳明头痛　即前额头痛，包括眉棱骨痛和因眼、鼻、上牙病引起的疼痛在内。

少阳头痛　即颞侧头痛，亦称偏头痛，包括耳病引起的疼痛在内。

太阳头痛　即后枕头痛，包括落枕、颈椎病引起的疼痛在内。

厥阴头痛 即巅顶头痛，包括高血压引起的疼痛在内。

全头痛 即整个头部的疼痛，难以分辨出具体的疼痛部位。

二、艾灸处方

主穴 大椎、神庭、风池、太阳。

辨证配穴 阳明头痛：足三里、陷谷；少阳头痛：阳陵泉；太阳头痛：天柱、后溪；厥阴头痛：太冲；全头痛者：百会、天柱、足三里、阳陵泉。

疗程 每日1次，10次为1个疗程。

方解 头痛乃头部经络气血瘀滞不通或经络气血亏虚不荣所致，本方以局部取穴为主，远部取穴为辅，配合使用，共奏疏经活络、通行气血之功，使头部经络之气“通则不痛”。

三、腧穴定位

神庭：在头部，额前部发际正中直上0.5寸。

大椎：在脊柱区，第7颈椎棘突下凹陷中，后正中线上。

风池：在颈后区，枕骨之下，胸锁乳突肌上端与斜方肌上端之间的凹陷中。

太阳：在头部，眉梢与目外眦之间，向后约一横指的凹陷中。

足三里：在小腿外侧，犊鼻下3寸，胫骨外嵴外1横指处，犊鼻与解溪连线上。

陷谷：在足背，第2、3跖骨间，第2跖趾关节近端凹陷中。

阳陵泉：在小腿外侧，腓骨头前下方凹陷中。

天柱：在颈后区，横平第2颈椎棘突上际，斜方肌外缘凹陷中。

后溪：在手第5掌指关节尺侧近端赤白肉际凹陷中。

太冲：在足背，第1、2跖骨间，跖骨底结合部前方凹陷中，或触及动脉搏动。

百会：在头部，前发际正中直上5寸。

四、操作流程

（一）主穴操作

1. 艾条回旋灸（视频2–9）：神庭，5～10分钟。
2. 艾条温和灸（视频2–7）：大椎、风池、太阳，5～10分钟。

（二）配穴操作

1. 艾条回旋灸（视频2-9）：天柱、百会、太冲，5～10分钟。

2. 艾条温和灸（视频2-7）：足三里、陷谷、阳陵泉、后溪，5～10分钟。

（三）重点提示

1. 头部腧穴施灸时注意拨开腧穴周围的头发，避免灼烧到。

2. 施艾灸温和灸时，手持艾条不要移动，不可距局部皮肤太近，以免烫伤。

3. 施艾条回旋灸时，手持艾条回旋的速度要均匀一致。

4. 急性头痛每日治疗1～2次，每次30分钟至1小时；慢性头痛每日或隔日1次。

五、温馨贴士

1. 艾灸治疗头痛有较好的效果，头痛原因复杂，对于多次治疗无效，或头痛继续加重者，要考虑某些颅脑病变，查明原因，采取综合措施。

2. 如出现两侧瞳孔大小不等，项强，神志不清，应高度警惕脑瘤及蛛网膜下腔出血等重症。

3. 部分患者由于头痛反复发作，迁延不愈，故易产生消极、悲观、焦虑、恐惧情绪。在治疗的同时，应给予患者精神上的安慰和鼓励。

4. 头痛患者在治疗期间，应禁烟酒，适当参加体育锻炼，避免过劳和精神刺激，注意休息。

第三节 哮喘

哮喘是一种常见的反复发作性疾患。临床以呼吸急促，喉间哮鸣，甚则张口抬肩，不能平卧为主症。呼吸急促，喉间有哮鸣音为“哮”；呼吸困难，甚则张口抬肩为“喘”。临床所见哮必兼喘，喘未必兼哮。两者每见同时举发，其病因病机也大致相似，故合并叙述。

西医的支气管哮喘、慢性喘息性支气管炎、肺炎、肺气肿、心源性哮喘等疾病可参照本病治疗。实证哮喘多为寒饮伏肺或痰热阻肺；虚证哮喘多为肺脾气虚、肺肾两虚或心肾阳虚。治以解表化痰，宣肺平喘；或补益肺肾，止哮平喘。

一、辨证分型

（一）实证

寒饮伏肺（冷哮） 遇寒触发，咳嗽喘息，喉中痰鸣，痰白并稀薄多泡沫，咯吐不易，形寒无汗，头痛，口不渴，脉浮紧，苔薄白。

痰热阻肺（热哮）　喘急胸闷，喉中哮鸣，声高息涌，头痛，有汗，面红，张口抬肩，不能平卧，痰色黄而胶黏，咯痰不爽，烦躁，口渴，便秘，脉滑数，苔黄腻。

（二）虚证

肺脾气虚　咳喘气短，动则加剧，咳声低怯，痰液清稀，畏风自汗，神疲倦怠，食少便溏，舌淡苔薄白，脉濡细。

肺肾阴虚　短气而喘，咳嗽痰少，头晕耳鸣，腰膝酸软，潮热盗汗，舌红少苔，脉细数。

心肾阳虚　喘促短气，呼多吸少，气不得续，畏寒肢冷，尿少浮肿，甚则喘急烦躁，心悸神昧，冷汗淋漓，唇甲青紫，舌质紫暗或有瘀点、瘀斑、苔薄白，脉沉细或微弱而结代。

二、艾灸处方

取穴　列缺、尺泽、肺俞、定喘。

辨证配穴　寒饮伏肺加风门、太渊；痰热阻肺加大椎、丰隆；肺脾气虚加脾俞、足三里；肺肾阴虚加肾俞、命门；心肾阳虚加肾俞、关元。

疗程 瘢痕灸1次1个疗程，隔姜灸、艾条温和灸每日1次，10次为1个疗程。

方解 手太阴经列缺宣通肺气，祛邪外出；合穴尺泽，肃肺化痰，降逆平喘；肺之背俞穴，宣肺祛痰；定喘为平喘之经验效穴。冷哮加风门、太渊以祛风散寒；热哮加大椎、丰隆以清热化痰。肺脾气虚加脾俞、足三里调和脾胃之气，以资生化之源，使水谷精微上归于肺，肺气充则自能卫外；肺肾阴虚加肾俞、命门补肾益肺；心肾阳虚加肾俞以补心肾之阳，加关元以补益肾气。

三、腧穴定位

列缺：在前臂，腕掌侧远端横纹上1.5寸，拇短伸肌腱与拇长展肌腱之间，指尖下凹陷中是穴（简便取穴法：两手虎口自然平直交叉，一手食指按在另一手桡骨茎突上，指尖下凹陷中是穴）。

尺泽：在肘区，肘横纹上，肱二头肌腱桡侧凹陷中。

肺俞：在脊柱区，第3胸椎棘突下，后正中线旁开1.5寸。

定喘：在脊柱区，第7颈椎棘突下，后正中线旁开0.5寸。

大椎：在脊柱区，第7颈椎棘突下凹陷中，后正中线上。

风门：在脊柱区，第2胸椎棘突下，后正中线旁开1.5寸。

太渊：在腕前区，桡骨茎突与舟状骨之间，拇长展肌腱尺侧凹陷中。

命门：在脊柱区，第2腰椎棘突下凹陷中，后正中线上。

肾俞：在脊柱区，第2腰椎棘突下，后正中线旁开1.5寸。

关元：在下腹部，脐中下2寸，前正中线上。

足三里：在小腿外侧，犊鼻下3寸，胫骨外嵴外1横指处，犊鼻与解溪连线上。

丰隆：小腿外侧，外踝尖上8寸，胫骨前肌外缘，条口旁开1寸。

脾俞：在脊柱区，第11胸椎棘突下，后正中线旁开1.5寸。

四、操作流程

（一）主穴操作

1. 艾条温和灸（视频2-7）：列缺，5～10分钟。
2. 隔姜灸（视频2-3）：尺泽、肺俞、定喘，5～8壮。

（二）配穴操作

1. 艾条温和灸（视频2-7）：太渊、足三里、丰隆，5～10分钟。

2. 隔姜灸（视频2-3）：大椎、风门、命门、肾俞、关元、脾俞，隔姜灸5～8壮。

3. 瘢痕灸（视频2-1）：足三里、丰隆，7～9壮。

（三）重点提示

1. 施艾灸温和灸时，手持艾条不要移动，不可距局部皮肤太近，以免烫伤。

2. 瘢痕灸要注意保护灸疮，预防感染，如感染可用外科方法处理。

3. 施隔姜灸过程中，患者灼痛时应及时提起姜片及艾炷，防止灼伤。

五、温馨贴士

1. 灸法治疗哮喘有较好的效果，在急性发作期以控制症状为主；在缓解期以扶助正气、提高抗病能力、控制或延缓急性发作为主。

2. 平时积极锻炼身体，增强体质，提高抗病能力。认真查找过敏原，避免接触而诱发。防寒保暖，力戒烟酒，不吃或少食肥甘厚腻之品及海腥发物。

3. 对发作严重或哮喘持续状态，应配合药物治疗。

4. 缓解期可以使用穴位敷贴疗法，方法如下：①选用麻黄、细辛、白芥子、甘遂等药物研末，用醋或姜汁调成糊状备用；②患者采取适当体位，选定穴位，清洁局部皮肤，然后将钱币大小的药膏置于穴位上，胶布固定，保留4～6小时，10天1次，3次为1个疗程。

第四节 胃痛

胃痛又称胃脘痛，以各种性状的胃脘部的疼痛为主症，西医的急慢性胃炎、消化性溃疡、胃痉挛、胃神经官能症等可参照本病治疗。临床常见证型为寒邪犯胃、食积伤胃、肝气犯胃、瘀血阻滞、胃阴不足、脾胃虚寒，以理气和胃止痛为基本治疗原则。

一、辨证分型

寒邪犯胃 胃痛暴作，得温痛减，遇寒加重，恶寒喜暖，口淡不渴，或喜热饮，舌淡苔薄白，脉弦紧。

食积伤胃 胃脘疼痛，胀满拒按，嗳腐吞酸，呕吐不消化食物，吐后痛减，不思饮食，舌苔厚腻，脉滑。

肝气犯胃 胃脘胀痛，连及两胁，攻撑走窜，每因情志不遂而加重，善太息，不思饮食，精神抑郁，舌苔薄白，脉弦滑。

瘀血阻滞　胃脘疼痛，状如针刺，痛有定处而拒按，舌暗或有瘀斑，脉涩。

胃阴不足　胃脘隐痛或隐隐作痛，嘈杂似饥，饥不欲食，口干不欲饮，咽干唇燥，大便干结，脉细数，舌体瘦、质红，少苔或无苔。

脾胃虚寒　胃脘隐痛，遇寒或饥饿时痛剧，得温或进食则缓，喜温喜按，神疲肢怠，四肢不温，食少便溏，脉沉细无力，舌淡胖，边有齿痕，苔薄白。

二、艾灸处方

主穴　中脘、内关、足三里、公孙。

辨证配穴　寒邪犯胃加神阙、梁门，食积伤胃加建里、梁门，肝气犯胃加太冲、陷谷，瘀血阻滞加膈俞、胃俞，胃阴不足加三阴交、太溪，脾胃虚寒加脾俞、胃俞。

疗程　每日1次，10次为1个疗程。

方解　中脘为胃之募穴，腑之所会，足三里乃胃之下合穴，两者合用可通调腑气，和胃止痛；内关为心包经络穴，沟通三焦，功擅理气降逆，和胃止痛；公孙为脾经络穴，调理脾胃而止痛，公孙配内关专治心、胸、胃病症。寒邪客胃加神阙、梁门温胃散寒；食积伤胃加建里、梁门消食导滞；肝气犯胃加太冲、陷谷疏肝理气；瘀血阻滞加膈俞、胃俞化瘀止痛；胃阴不足加三阴交、太溪滋阴养胃；脾胃虚寒加脾俞、胃俞温中散寒。

三、腧穴定位

中脘：在上腹部，脐中上4寸，前正中线上。

内关：在前臂前区，腕掌侧远端横纹上2寸，掌长肌腱与桡侧腕屈肌腱之间。

足三里：在小腿外侧，犊鼻下3寸，胫骨外嵴外1横指处，犊鼻与解溪连线上。

公孙：在跖区，第1跖骨底的前下缘赤白肉际处。

膈俞：在脊柱区，第7胸椎棘突下，后正中线旁开1.5寸。

胃俞：在脊柱区，第12胸椎棘突下，后正中线旁开1.5寸。

脾俞：在脊柱区，第11胸椎棘突下，后正中线旁开1.5寸。

梁门：在上腹部，脐中上4寸，前正中线旁开2寸。

建里：在上腹部，脐中上3寸，前正中线上。

神阙：在脐区，脐中央。

太冲：在足背，第1、2跖骨间，跖骨底结合部前方凹陷中，或触及动脉搏动。

陷谷：在足背，第2、3跖骨间，第2跖趾关节近端凹陷中。

三阴交：在小腿内侧，内踝尖上3寸，胫骨内侧缘后际。

太溪：在踝区，内踝尖与跟腱之间的凹陷中。

四、操作流程

（一）主穴操作

1. 隔姜灸（视频2–3）：中脘、内关，5～8壮。
2. 艾条温和灸（视频2–7）：足三里、公孙，5～10分钟。

（二）配穴操作

1. 隔姜灸（视频2–3）：膈俞、胃俞、脾俞、梁门、建里、太冲、陷谷，5～8壮。
2. 艾条温和灸（视频2–7）：三阴交、太溪，5～10分钟。
3. 隔盐灸（视频2–5）：神阙，5～8壮。

（三）重点提示

1. 施隔姜灸过程中，患者灼痛时应及时提起姜片及艾炷，防止灼伤。
2. 施艾条温和灸时，手持艾条不要移动，不可距局部皮肤太近，以免烫伤。

五、温馨贴士

1. 灸法治疗胃痛有较好的效果。对于慢性胃痛，由于病情缠绵反复，虽难以获得捷效，坚持治疗也有一定的效果。

2. 本病应注意排除胃癌及肝胆胰等疾病，以免延误病情。

3. 患者应饮食定时、定量，勿过饥、过饱；忌食生冷、刺激性食物；力戒烟酒；保持心情舒畅。

第五节 腹痛

腹痛是指胃脘以下、耻骨联合以上部位发生的以疼痛为主要表现的病症。腹痛是临床常见症状，西医的急慢性肠炎、胃肠痉挛、肠道激惹综合征等疾病引起的腹痛，可参照本病治疗。本病临床上常分为饮食停滞、肝郁气滞、寒邪内阻、脾阳不振四型，治以消食、疏肝、散寒、温脾。

一、辨证分型

饮食停滞 暴饮暴食后脘腹胀痛、拒按，嗳腐吞酸，恶食，得吐泻后痛减，舌苔厚腻，脉滑。

肝郁气滞 侧腹胀痛，痛则欲便，便后痛缓，喜叹息，得嗳气或矢气则减，遇恼怒则剧，苔薄白，脉弦。

寒邪内阻 腹痛，拒按，多因感寒饮冷突发腹部拘急剧痛，得温痛减，遇寒更甚，舌苔薄白，脉沉紧。

脾阳不振 腹痛隐隐，时作时止，喜温喜按，每食生冷或饥饿、劳累后加重，进食及休息后痛减，舌淡、苔薄，脉沉细。

二、艾灸处方

主穴 天枢、关元、中脘、足三里。

辨证配穴 饮食停滞加里内庭（足底第2、3趾间，与内庭相对处），肝郁气滞加太冲，寒邪内阻加气海，脾阳不振加脾俞。

疗程 每日1次，10次为1个疗程。

方解 中脘为胃之募穴、腑之会，天枢为大肠募穴，关元为小肠募穴，足三里乃胃之下合穴，四穴合用可调理胃肠之气机，通调腑气止痛。饮食停滞加消食之经验效穴里内庭消食导滞，肝郁气滞加太冲疏肝解郁，寒邪内阻加气海温中散寒，脾阳不振加脾俞温壮脾阳。

三、腧穴定位

天枢：在腹部，横平脐中，前正中线旁开2寸。

关元：在下腹部，脐中下2寸，前正中线上。

中脘：在上腹部，脐中上4寸，前正中线上。

足三里：在小腿外侧，犊鼻下3寸，胫骨外嵴外1横指处，犊鼻与解溪连线上。

里内庭：足底第2、3趾间，与内庭相对处。

太冲：在足背，第1、2跖骨间，跖骨底结合部前方凹陷中，或触及动脉搏动。

气海：在下腹部，脐中下1.5寸，前正中线上。

脾俞：在脊柱区，第11胸椎棘突下，旁开1.5寸。

四、操作流程

（一）主穴操作

1. 隔姜灸（视频2–3）：中脘、天枢、关元，5～8壮。
2. 艾条温和灸（视频2–7）：足三里，5～10分钟。

（二）配穴操作

1. 隔姜灸（视频2–3）：气海、脾俞，5～8壮。
2. 艾条温和灸（视频2–7）：里内庭、太冲，5～10分钟。

（三）重点提示

1. 施隔姜灸过程中，患者灼痛时应及时提起姜片及艾炷，防止灼伤。

2. 施艾条温和灸时，手持艾条不要移动，不可距局部皮肤太近，以免烫伤。

五、温馨贴士

1. 灸法治疗腹痛有较好的效果，但止痛后应明确诊断，积极治疗原发病。

2. 急腹症引起的腹痛，一般不做灸法治疗，应采取其他治疗措施或转手术治疗，以免延误病情。

第六节 泄泻

泄泻是以大便次数增多、便质清稀甚至如水样为主要特征的病症。西医学的急慢性肠炎、肠道激惹综合征、慢性非特异性溃疡性结肠炎等可参照本病症治疗。本病临床上分食滞肠胃、肝郁气滞、寒湿困脾、肠腑湿热、脾气虚弱、肾阳亏虚六型，根据不同证型辨证论治。

一、辨证分型

食滞肠胃 暴饮暴食后腹泻腹胀，大便恶臭，泻后痛减，伴有未消化的食物，嗳腐吞酸，不思饮食，舌苔垢浊或厚腻，脉滑。

肝郁气滞 泄泻，腹痛，肠鸣，遇恼怒则剧，伴有胸胁胀闷，舌淡红，脉弦。

寒湿困脾 腹泻，多因感寒饮冷突发，大便清稀，水谷相混，肠鸣，腹痛，身寒喜温，舌淡苔白滑，脉迟。

肠腑湿热 腹痛即泻，泻下急迫，大便黄褐臭秽，肛门灼热，发热，腹痛拒按，泻后痛减，舌红苔黄腻，脉濡数。

脾气虚弱 大便溏薄，夹有不消化的食物，稍进油腻饮食则便次增多，腹部隐痛喜按，面色萎黄，神疲乏力，舌淡苔薄，脉细。

肾阳亏虚 晨起泄泻，夹有不消化的食物，脐腹冷痛，喜温喜按，形寒肢冷，面色㿠白，舌淡而胖，脉沉细。

二、艾灸处方

主穴 天枢、三阴交、神阙、上巨虚。

辨证配穴 食滞肠胃加中脘、关元，肝郁气滞加阳陵泉、太冲，寒湿困脾加脾俞、胃俞，肠腑湿热加内庭、下巨虚，脾气虚弱加阴陵泉、足三里，肾阳亏虚加肾俞、命门。

疗程 每日1次，10次为1个疗程。

方解 本病病位在肠，故取大肠募穴天枢，与大肠下合穴上巨虚合用，调理肠腑而止泻；三阴交健脾利湿，神阙居中腹，内连肠腑，通腑止泻。饮食停滞加中脘、关元，以消食导滞，通腑止泻；肝郁气滞加阳陵泉、太冲，以疏肝解郁；寒湿困脾加脾俞、胃俞，以健运脾胃，散寒化湿；肠腑湿热加内庭、下巨虚，以清热利湿；脾气虚弱加阴陵泉、足三里以健运脾气，调畅气机；肾阳亏虚加肾俞、命门温肾壮阳。

三、腧穴定位

天枢：在腹部，横平脐中，前正中线旁开2寸。

三阴交：在小腿内侧，内踝尖上3寸，胫骨内侧缘后际。

神阙：在脐区，脐中央。

上巨虚：在小腿外侧，犊鼻下6寸，犊鼻与解溪连线上。

中脘：在上腹部，脐中上4寸，前正中线上。

关元：在下腹部，脐中下2寸，前正中线上。

阳陵泉：在小腿外侧，腓骨头前下方凹陷中。

太冲：在足背，第1、2跖骨间，跖骨底结合部前方凹陷中，或触及动脉搏动。

脾俞：在脊柱区，第11胸椎棘突下，后正中线旁开1.5寸。

胃俞：在脊柱区，第12胸椎棘突下，后正中线旁开1.5寸。

内庭：在足趾，第2趾末节外侧，趾甲根侧后方0.1寸。

下巨虚：在小腿外侧，犊鼻下9寸，犊鼻与解溪连线上。

阴陵泉：在小腿内侧，胫骨内侧髁下缘与胫骨内侧缘之间的凹陷中。

足三里：在小腿外侧，犊鼻下3寸，胫骨外嵴外1横指处，犊鼻与解溪连线上。

肾俞：在脊柱区，第2腰椎棘突下，后正中线旁开1.5寸。

命门：在脊柱区，第2腰椎棘突下凹陷中，后正中线上。

四、操作流程

（一）主穴操作

1. 隔姜灸（视频2–3）：天枢，5～8壮。
2. 隔盐灸（视频2–5）：神阙，5～8壮。
3. 艾条温和灸（视频2–7）：三阴交、上巨虚，5～10分钟。

（二）配穴视频

1. 隔姜灸（视频2–3）：中脘、关元、脾俞、胃俞，5～8壮。
2. 艾条温和灸（视频2–7）：阳陵泉、太冲、内庭、下巨虚、阴陵泉、足三里，5～10分钟。
3. 隔附子饼灸（视频2–6）：肾俞、命门，5～8壮。

（三）重点提示

1. 施隔姜灸、隔附子饼灸过程中，患者灼痛时应及时提起姜片、附子饼及艾炷，防止灼伤。
2. 施艾条温和灸时，手持艾条不要移动，不可距局部皮肤太近，以免烫伤。

五、温馨贴士

1. 灸法治疗泄泻有显著的效果，若泄泻严重出现脱水时，应配合输液治疗。

2. 患者治疗期间注意饮食清淡，忌食生冷、辛辣、油腻之品，注意饮食卫生。

第七节 眩晕

眩晕是目眩与头晕的总称，两者常同时并见，故统称为“眩晕”，临床以视物模糊、眼花或眼前发黑、感觉自身或外物旋转，站立不稳为主要表现。西医的内耳性眩晕、颈椎病、椎基底动脉系统血管疾病、高血压、脑动脉硬化及贫血等疾病可参照本病治疗，治疗原则为补虚泻实，调整阴阳。

一、辨证分型

肝阳上亢 眩晕欲仆，耳鸣，头痛且胀，面红目赤，急躁易怒，肢麻震颤，颜面潮红，口苦，失眠多梦，舌红苔黄，脉弦或数。

痰浊内蕴 头重昏蒙，视物旋转，胸闷作恶，呕吐痰涎，脘腹痞满，纳少神疲，舌苔白腻，脉濡滑。

气血亏虚 眩晕，动则加剧，遇劳则发，神疲懒言，乏力自汗，面色无华，唇甲淡白，心悸少寐，舌淡苔薄白，脉细弱。

肾精不足 头晕目眩，耳鸣如蝉，久发不已，健忘，两目干涩，视力减退，胁部隐痛，腰膝酸软，咽干口燥，少寐多梦，舌红苔黄，脉弦或数。

二、艾灸处方

主穴 百会、风池、合谷、太冲。

辨证配穴 肝阳上亢型加行间、侠溪，痰浊内蕴型加阴陵泉、丰隆，气血亏虚型加足三里、三阴交，肾精不足型加肾俞、太溪。

疗程 每日1次，10次为1个疗程。

方解 主穴百会为诸阳之会，灸之可升举阳气，防晕止眩；风池为治疗风症要穴；合谷、太冲合用为“四关”穴，调整一身阴阳。肝阳上亢型加行间、侠溪，以疏泄肝胆之热，平肝潜阳；痰浊内蕴型加阴陵泉、丰隆，以化痰除湿，消胸脘之痞满；气血亏虚型加足三里、三阴交，以调理脾胃，补益气血；肾精不足型加肾俞、太溪，以益肾填精。

三、腧穴定位

百会：在头部，前发际正中直上5寸。

风池：在颈后区，枕骨之下，胸锁乳突肌上端与斜方肌上端之间的凹陷中。

合谷：在手背，第1、2掌骨间，第2掌骨桡侧的中点处（简便取穴法：以一手的拇指指骨关节横纹，放在另一手拇、食指之间的指蹼上，当拇指尖下是穴）。

太冲：在足背，第1、2跖骨间，跖骨底结合部前方凹陷中，或触及动脉搏动。

行间：在足背，第1、2趾间，趾蹼缘后方赤白肉际处。

侠溪：在足背，第2趾末节外侧，趾甲跟角侧后方0.1寸。

阴陵泉：在小腿内侧，胫骨内侧髁下缘与胫骨内侧缘之间的凹陷中。

丰隆：小腿外侧，外踝尖上8寸，胫骨前肌外缘，条口旁开1寸。

足三里：在小腿外侧，犊鼻下3寸，胫骨外嵴外1横指处，犊鼻与解溪连线上。

三阴交：在小腿内侧，内踝尖上3寸，胫骨内侧缘后际。

肾俞：在脊柱区，第2腰椎棘突下，后正中线旁开1.5寸。

太溪：在踝区，内踝尖与跟腱之间的凹陷中。

四、操作流程

（一）主穴操作

1. 艾条温和灸（视频2-7）：百会、风池、太冲，5～10分钟。

2. 隔姜灸（视频2-3）：合谷，5～8壮。

（二）配穴操作

1. 艾条温和灸（视频2-7）：阴陵泉、丰隆、足三里、三阴交、太溪，5～10分钟。

2. 隔姜灸（视频2-3）：肾俞，5～8壮。

（三）重点提示

1. 施艾条温和灸时，手持艾条不要移动，不可距局部皮肤太近，以免烫伤。

2. 施隔姜灸过程中，若患者灼痛时必须及时提起姜片及艾炷，防止灼伤。

五、温馨贴士

1. 灸法对眩晕有较好的效果，如内耳性眩晕，独灸百会可获良效。

2. 眩晕发作时，令患者闭目安卧（或坐位），以手指按压印堂、太阳等穴，使头面部经气疏畅，眩晕症状可减轻。

3. 痰浊上蒙者应以清淡食物为主，少食油腻厚味之品，以免助湿生痰，酿热生风。避免辛辣食品，戒除烟酒。

第八节 低血压

低血压是指成年人的血压持续低于90/60mmHg（老年人低于100/70mmHg）。病情轻微症状可有：头晕、头痛、食欲不振、疲劳、脸色苍白、消化不良、晕车船等；严重症状包括：直立性眩晕、四肢冷、心悸、呼吸困难、共济失调、发音含糊，甚至昏厥，需长期卧床。中医认为本病临床分为心阳不振，中气不足，心肾阳虚和阳气虚脱四型，治疗原则以补益气血、振奋阳气为主。

一、辨证分型

心阳不振　头晕健忘，精神萎靡，神疲嗜睡，面色苍白，四肢乏力，手足发凉，舌淡、舌体胖嫩，脉沉细或缓而无力。

中气不足　头晕，气短，自汗，四肢酸软，食欲不振，舌淡苔白，脉缓无力。

心肾阳虚　头晕耳鸣，心悸怔忡，腰膝酸软，汗出肢冷，手足发凉，性欲减退，夜尿多，舌质淡、苔薄白，脉沉细。

阳气虚脱 头晕，面色苍白，恶心呕吐，汗出肢冷，步态不稳，不能站立，神志恍惚，甚则晕厥，舌质淡，脉沉细无力。

二、艾灸处方

主穴 百会、气海、内关、足三里。

辨证配穴 心阳不振型加心俞、厥阴俞，中气不足型加脾俞、胃俞，心肾阳虚型加心俞、肾俞，阳气虚脱型加关元、神阙。

疗程 每日1次，10次为1个疗程。

方解 主穴百会属督脉，居人身最高处，灸之以升阳止眩，任脉气海穴以补气强身，心包经内关穴以强心升压，胃经足三里穴以补益气血。心阳不振型加心背俞穴心俞、心包背俞穴厥阴俞，以振奋心阳；中气不足型加脾背俞穴脾俞、胃背俞穴胃俞，以补中益气；心肾阳虚型加心背俞穴心俞、肾背俞穴肾俞，以温补心肾；阳气虚脱型加任脉关元穴、神阙穴，以回阳固脱。

三、腧穴定位

百会：在头部，前发际正中直上5寸。

气海：在下腹部，脐中下1.5寸，前正中线上。

内关：在前臂前区，腕掌侧远端横纹上2寸，掌长肌腱与桡侧腕屈肌腱之间。

足三里：在小腿外侧，犊鼻下3寸，胫骨外嵴外1横指处，犊鼻与解溪连线上。

心俞：在脊柱区，第5胸椎棘突下，后正中线旁开1.5寸。

厥阴俞：在脊柱区，第4胸椎棘突下，后正中线旁开1.5寸。

脾俞：在脊柱区，第11胸椎棘突下，后正中线旁开1.5寸。

胃俞：在脊柱区，第12胸椎棘突下，后正中线旁开1.5寸。

肾俞：在脊柱区，第2腰椎棘突下，后正中线旁开1.5寸。

关元：在下腹部，脐中下2寸，前正中线上。

神阙：在脐区，脐中央。

四、操作流程

（一）主穴操作

1. 艾条温和灸（视频2–7）：百会、足三里，5～10分钟。

2. 隔附子饼灸（视频2–6）：内关、气海，灸5～8壮。

（二）配穴操作

1. 隔附子饼灸（视频2–6）：关元、心俞、厥阴俞、脾俞、胃俞、肾俞，艾炷5～8壮。

2. 隔盐灸（视频2–5）：神阙，艾炷5～8壮。

（三）重点提示

1. 施艾条温和灸时，手持艾条不要移动，不可距局部皮肤太近，以免烫伤。

2. 施隔附子饼灸时，若施灸过程中患者感到灼热难忍，可将附子饼及艾炷抬离皮肤片刻，再继续施灸。

3. 轻症可隔日治疗1次，重症每日治疗1～2次。阳气虚脱型宜重灸几十壮乃至几百壮，并配合西医急救措施。

五、温馨贴士

1. 灸法对本病有较好的升压作用，但因低血压多伴有或继发于相关疾病，因此应明确诊断，积极治疗相关病症，血压过低、病情危急时，应医院急救处理。

2. 老年低血压患者，平时行动不可过快过猛。从卧位或坐位起立时，动作应缓慢进行。

3. 患者应积极参加体育锻炼，改善体质，增加营养，多吃营养丰富的食物，如瘦猪肉、禽蛋类。

第九节 中风后遗症

中风后遗症是脑出血和脑梗死等急性脑血管疾病发生后所遗留的一组临床综合症状，以半身偏瘫（包括面瘫）为其主要临床表现。中医主要分风痰瘀阻、气虚络瘀、肝肾亏虚三型，治以行气活血，通经活络，调理阴阳。

一、辨证分型

风痰瘀阻 半身不遂，口眼歪斜，肢体麻木，语言不利，苔滑腻，舌暗紫，脉弦滑。

气虚络瘀 肢体偏枯不用，肢软无力，面色萎黄，舌质淡紫或有瘀斑，苔薄白，脉细涩或细弱。

肝肾亏虚 半身不遂，患肢僵硬，拘挛变形，舌强不语，偏瘫，肢体肌肉萎缩，舌红脉细或舌淡红脉沉细。

二、艾灸处方

主穴　肩髃、曲池、外关、伏兔、足三里、三阴交。

辨证配穴　风痰瘀阻型加风市、丰隆，气虚络瘀型加气海、阳陵泉，肝肾亏虚型加太冲、太溪，口角偏斜型加地仓、迎香、颊车。

疗程　每日1次，10次为1个疗程。

方解　阳明为多气多血之经，手足阳明的肩髃、曲池、伏兔、足三里行气活血，通经活络，促进四肢功能恢复；外关、三阴交行气活血，疏通腕、踝部之气血。风痰瘀阻型加风市、丰隆，以搜风化痰，行瘀通络；气虚络瘀型加气海、阳陵泉，以益气养血，化瘀通络；肝肾亏虚型加太冲、太溪，以补益肝肾；口角偏斜型加地仓、迎香、颊车，以调理局部经气，活血疏筋。

三、腧穴定位

肩髃：在三角肌区，肩峰外侧缘前端与肱骨大结节两骨间凹陷中。屈臂外展，肩峰外侧缘呈现前后两个凹陷，前下方的凹陷即是本穴位。

曲池：在肘区，曲肘成直角，在肘横纹外侧端与肱骨外上髁连线中点处。

外关：在前臂后区，腕背侧远端横纹上2寸，尺骨与桡骨间隙中点。

伏兔：在股前区，髌底上6寸，髂前上棘与髌底外侧端的连线上。

足三里：在小腿外侧，犊鼻下3寸，胫骨外嵴外1横指处，犊鼻与解溪连线上。

三阴交：在小腿内侧，内踝尖上3寸，胫骨内侧缘后际。

风市：在股部，髌底上7寸；直立垂手，掌心贴于大腿时，中指尖所指凹陷中，髂胫束后缘。

丰隆：小腿外侧，外踝尖上8寸，胫骨前肌外缘，条口旁开1寸。

气海：在下腹部，脐中下1.5寸，前正中线上。

阳陵泉：在小腿外侧，腓骨头前下方凹陷中。

太冲：在足背，第1、2跖骨间，跖骨底结合部前方凹陷中，或触及动脉搏动。

太溪：在踝区，内踝尖与跟腱之间的凹陷中。

地仓：在面部，目正视，瞳孔直下，口角旁开0.4寸。

迎香：在面部，鼻翼外缘中点旁，鼻唇沟中。

颊车：在面部，下颌角前上方一横指（中指），咀嚼时咬肌隆起处。

四、操作流程

（一）主穴操作

温针灸（视频2–11）：肩髃、曲池、外关，伏兔、足三里、三阴交，20～30分钟。

（二）配穴操作

艾条温和灸（视频2–7）：风市、丰隆、气海、阳陵泉、太冲、太溪、地仓、迎香、颊车，温和灸5～10分钟。

（三）重点提示

1. 温针灸法针刺时宜深浅适度，太浅则装艾后悬起过高，患者无温热感；太深则装艾后容易烫伤穴位皮肤。

2. 温针灸法留置过程中嘱患者勿移动体位，防止烫伤皮肤，烧坏床单等物品。

3. 施艾条温和灸时，手持艾条不要移动，不可距局部皮肤太近，以免烫伤。

五、温馨贴士

1. 灸法对于肢体运动功能的康复有促进作用，治疗越早效果越好。治疗期间应配合功能锻炼。

2. 中风患者应注意防止褥疮，保证呼吸道通畅。

3. 本病重在预防，如年逾四十，经常出现头晕头痛，肢体麻木，偶有发作性语言不利，肢体痿软无力者，多为中风先兆，应加强防治。

第十节　痹症

痹证是由于风、寒、湿、热等邪气闭阻经络，阻滞气血运行，导致肢体筋骨、关节、肌肉等处发生疼痛、重着、酸楚、麻木不仁，或关节屈伸不利、僵硬、肿大、变形等症状的一种疾病。西医的风湿性关节炎、类风湿关节炎等疾病可参照本病治疗。痹证分虚实两端，治以祛风通络、温经散寒、疏经止痛，或补虚荣络止痛。

一、辨证分型

（一）实痹

发病较急，疼痛与运动障碍较重，可伴有外感表证。

行痹　疼痛游走，痛无定处，时见恶风发热，舌淡苔薄白，脉浮。

痛痹　疼痛较剧，痛有定处，遇寒痛增，得热痛减，苔薄白，脉弦紧。

着痹 疼痛重着，或有肿胀，肌肤麻木，阴雨天加重，苔白腻，脉濡缓。

热痹 关节红肿，灼热疼痛，活动不利，可伴发热，恶风，苔黄燥，脉滑数。

顽痹 痹痛日久，反复发作，疼痛较剧，固定不移，屈伸不利，骨节僵硬变形，舌有瘀斑，脉细涩。

（二）虚痹

发病较缓，疼痛与运动障碍较轻，伴有虚证。

气血虚痹 痹症日久不愈，骨节酸痛，时重时轻，面黄少华，气短，自汗，头晕，舌淡，脉细。

阳虚痹证 痹症日久不愈，骨节疼痛，关节僵硬变形，形寒肢冷，腰膝酸软，舌淡白，脉沉弱。

阴虚痹证 痹症日久不愈，骨节疼痛，筋脉拘急牵引，盗汗，烦躁，舌红少苔，脉细数。

二、艾灸处方

分部处方 肩部：肩髃、肩髎、肩贞、臑俞、阿是穴。

肘部：曲池、手三里、天井、少海、阿是穴。

腕部：阳池、外关、合谷、腕骨、阿是穴。

髋部：环跳、居髎、秩边、阿是穴。

膝部：膝眼、梁丘、血海、阳陵泉、阴陵泉。

踝部：昆仑、丘墟、申脉、照海、阿是穴。

辨证配穴　行痹加膈俞、肝俞，痛痹加肾俞、命门，着痹加阴陵泉、足三里，热痹加合谷、曲池，顽痹加合谷、太冲，气血虚痹加足三里、三阴交，阳虚痹证加命门、肾俞，阴虚痹证加太冲，太溪。

疗程　每日1次，10次为1个疗程。

方解　分部处方之局部取穴可疏通经络气血，使营卫调和而风寒湿热等邪气无所依附。行痹加膈俞、血海，以活血调血，遵“治风先治血，血行风自灭”之义；痛痹加肾俞、命门，以温补阳气、祛寒外出；着痹加脾胃经之合穴阴陵泉、足三里，以健脾祛湿；热痹加合谷、曲池，以清泻热毒；顽痹加四关穴合谷、太冲，以开关逐邪，行气活血，化瘀通络。气血虚痹加脾胃经脉的足三里、三阴交，以健运脾胃，生化气血；阳虚痹证加命门、肾俞，以温阳益气；阴虚痹证加太冲、太溪，以调补肝肾、疏缓筋骨，共奏补虚荣络之功。

三、腧穴定位

肩髃：在三角肌区，肩峰外侧缘前端与肱骨大结节两骨间凹陷中。屈臂外展，肩峰外侧缘呈现前后两个凹陷，前下方的凹陷即是本穴位。

肩髎：在三角肌区，肩峰角与肱骨大结节两骨间凹陷中。当臂外展时，于肩峰后下方凹陷处。

肩贞：在肩胛区，肩关节后下方，腋后纹头直上1寸。

臑俞：在肩胛区，当腋后纹头直上，肩胛冈下缘凹陷中。

曲池：在肘区，曲肘成直角，在肘横纹外侧端与肱骨外上髁连线中点处。

手三里：在肘区，曲肘成直角，在肘横纹外侧端与肱骨外上髁连线中点处。

天井：在肘后区，肘尖上1寸凹陷中。

少海：曲肘成直角，当肘横纹内侧端与肱骨内上髁连线的中点处。

阳池：在腕后区，腕背侧远端横纹上，指伸肌腱的尺侧缘凹陷中。

外关：在前臂后区，腕背侧远端横纹上2寸，尺骨与桡骨间隙中点。

合谷：在手背，第1、2掌骨间，第2掌骨桡侧的中点处（简便取穴法：以一手的拇指指骨关节横纹，放在另一手拇、食指之间的指蹼上，当拇指尖下是穴）。

腕骨：在腕部，第5掌骨底与钩骨之间的赤白肉际凹陷中。

环跳：在臀区，股骨大转子最凸点与骶管裂孔连线的外1/3与内2/3交点处。

居髎：在臀区，髂前上棘内下0.5寸处。

秩边：在骶区，横平第4骶后孔，骶正中嵴旁开3寸。

膝眼：在膝区，髌韧带两侧之凹陷中。

梁丘：在股前区，髌底上2寸，股外侧肌与股直肌肌腱之间。

血海：在股前区，髌底内侧端上2寸，股内侧肌隆起处。

阳陵泉：在小腿外侧，腓骨头前下方凹陷中。

阴陵泉：在小腿内侧，胫骨内侧髁下缘与胫骨内侧缘之间的凹陷中。

昆仑：在踝区，外踝尖与跟腱之间的凹陷中。

丘墟：在踝区，外踝的前下方，趾长伸肌腱的外侧凹陷中。

申脉：在踝区，外踝尖直下，外踝下缘与根骨之间凹陷中。

照海：在踝区，内踝尖下1寸，内踝下缘边际凹陷中。

太冲：在足背，第1、2跖骨间，跖骨底结合部前方凹陷中，或触及动脉搏动。

太溪：在踝区，内踝尖与跟腱之间的凹陷中。

足三里：在小腿外侧，犊鼻下3寸，胫骨外嵴外1横指处，犊鼻与解溪连线上。

三阴交：在小腿内侧，内踝尖上3寸，胫骨内侧缘后际。

命门：在脊柱区，第2腰椎棘突下凹陷中，后正中线上。

肾俞：在脊柱区，第2腰椎棘突下，后正中线旁开1.5寸。

肝俞：在脊柱区，第9胸椎棘突下，后正中线旁开1.5寸。

膈俞：在脊柱区，第7胸椎棘突下，后正中线旁开1.5寸。

四、操作流程

（一）主穴操作

温针灸（视频2-11）：肘部曲池、手三里，腕部阳池、外关、合谷，髋部环跳、居髎、秩边，踝部昆仑、丘墟，肩部肩、髃肩髎，膝部膝眼、梁丘、阳陵泉，20~30分钟。

（二）配穴操作

1. 温针灸（视频2-11）：太冲、太溪、足三里、三阴交，20~30分钟。

2. 隔姜灸（视频2–3）：命门、肾俞、肝俞、膈俞，5～8壮。

（三）重点提示

1. 温针灸法针刺时宜深浅适度，太浅则装艾后悬起过高，患者无温热感；太深则装艾后容易烫伤穴位皮肤。

2. 温针灸法留置过程中嘱患者勿移动体位，防止烫伤皮肤，烧坏床单等物品。

3. 施隔姜灸过程中，患者灼痛时应及时提起姜片及艾炷，防止灼伤。

五、温馨贴士

1. 灸法治疗痹症有较好的效果，尤其是对风湿性关节炎等。对于类风湿性关节炎、骨性关节炎等顽痹，由于病情较重，易于缠绵反复，虽难以获得捷效，坚持治疗也有一定的效果。

2. 本病应注意排除骨结核、肿瘤，以免延误病情。

3. 患者平时应注意关节保暖防寒，避免劳累及过度活动。

第十一节 颈椎病

颈椎病又称“颈椎综合征”，是增生性颈椎炎、颈椎间盘脱出以及颈椎间关节、韧带等组织的退行性改变刺激和压迫颈神经根、脊髓、椎动脉和颈部交感神经等而出现的一系列症候群。本病临床辨证可分为风寒痹阻、劳伤血瘀、肝肾亏虚三型，治以疏筋活络、止痛为主。

一、辨证分型

风寒痹阻 夜寐露肩或久卧湿地而致颈项强痛，肩臂酸楚，颈部活动受限，甚则手臂麻木发冷，遇寒加重。或伴形寒怕冷、全身酸楚。舌苔薄白或白腻，脉弦紧。

劳伤血瘀 有外伤史或久坐低头职业者，颈项、肩臂疼痛，甚则放射至前臂，手指麻木，劳累后加重，项部僵直或肿胀，活动不利，肩胛冈上下窝及肩峰有压痛，舌质紫暗有瘀点，脉涩。

肝肾亏虚　颈项、肩臂疼痛，四肢麻木乏力。伴头晕眼花、耳鸣、腰膝酸软、遗精、月经不调。舌红少苔，脉细弱。

二、艾灸处方

主穴　大椎、天柱、后溪、颈椎夹脊。

辨证配穴　风寒痹阻加风门、风府，劳损血瘀加膈俞、肝俞，肝肾亏虚加肝俞、肾俞，上肢及手指疼痛、麻木加曲池、外关，头晕目眩加百会、风池。

疗程　每日1次，10次为1个疗程。

方解　大椎是督脉穴，为诸阳之会，灸之能激发诸阳经经气，通经活络；后溪、天柱分别属手足太阳经，天柱为局部取穴，后溪又为八脉交会穴之一，与督脉相通，二穴配伍疏调太阳、督脉经气，通络止痛；颈椎夹脊穴具有梳理局部气血而止痛的作用。风寒痹阻加风门、风府，以祛风散寒；劳损血瘀加膈俞、肝俞，以活血化瘀；肝肾亏虚加肝俞、肾俞，以补益肝肾；上肢及手指疼痛、麻木加曲池、外关，以活血通络；头晕目眩加风池、百会，以祛风定眩。

三、腧穴定位

天柱：在颈后区，横平第2颈椎棘突上际，斜方肌外缘凹陷中。

后溪：在手第5掌指关节尺侧近端赤白肉际凹陷中。

颈椎夹脊：在脊柱区，第1胸椎至第5腰椎棘突下两侧。

风门：在脊柱区，第2胸椎棘突下，后正中线旁开1.5寸。

风府：在颈后区，枕外隆凸直下，两侧斜方肌之间凹陷中。

膈俞：在脊柱区，第7胸椎棘突下，后正中线旁开1.5寸。

肝俞：在脊柱区，第9胸椎棘突下，后正中线旁开1.5寸。

肾俞：在脊柱区，第2腰椎棘突下，后正中线旁开1.5寸。

曲池：在肘区，曲肘成直角，在肘横纹外侧端与肱骨外上髁连线中点处。

外关：在前臂后区，腕背侧远端横纹上2寸，尺骨与桡骨间隙中点。

百会：在头部，前发际正中直上5寸。

风池：在颈后区，枕骨之下，胸锁乳突肌上端与斜方肌上端之间的凹陷中。

四、操作流程

（一）主穴操作

1. 温针灸（视频2–11）：天柱、颈夹脊，20～30分钟。
2. 艾条温和灸（视频2–7）：后溪，5～10分钟。

（二）配穴操作

1. 温针灸（视频2–11）：曲池、外关，20～30分钟。
2. 艾条温和灸（视频2–7）：风门、风府、肝俞、膈俞、百会、风池，5～10分钟。
3. 隔姜灸（视频2–3）：肝俞、肾俞，5～8壮。

五、温馨贴士

1. 灸法治疗颈椎病有一定疗效，对于缓解颈项痛、肩背痛、上肢痛、头晕头痛等，效果尤为明显，若配合按摩则疗效更佳。
2. 长期伏案或低头工作者，要注意颈部保健。工作1～2小时后要活动颈部，或自我按摩局部，放松颈部肌肉。
3. 落枕会加重颈椎病病情，故平时应注意正确睡眠姿势，枕头高低要适中，枕于颈项部，并注意颈部保暖，避免风寒之邪侵袭。

第十二节 肩关节周围炎

肩关节周围炎简称“肩周炎”，是指肩部酸重疼痛及肩关节活动受限、强直的临床综合征。属于中医学的“肩痹”范畴，治以疏筋通络、行气活血为主。

一、辨证分型

太阴经证 以肩前中府穴区疼痛为主、后伸疼痛加剧。

阳明、少阳经证 以肩外侧肩髃、肩髎穴处疼痛为主，三角肌压痛、外展疼痛加剧。

太阳经证 以肩后侧肩贞、臑俞穴处疼痛为主，肩内收时疼痛加剧。

二、艾灸处方

主穴 肩髃、肩前、肩贞、阿是穴、阳陵泉。

辨证配穴 太阴经证加尺泽、孔最；阳明、少阳经证加曲池、外关；太阳经证加后溪、养老。

疗程 每日1次，10次为1个疗程。

方解 局部近取肩髃、肩前（腋前纹头上1寸）、肩贞，是谓“肩三针”，配局部阿是穴，可祛风散寒、疏经通络；循经远取阳陵泉，能舒筋活络、通经止痛。尺泽、孔最，可疏通太阴经气，活络止痛；曲池、外关，可疏通阳明、少阳经气，活络止痛；后溪、养老，可疏通太阳经气，活络止痛。

三、腧穴定位

肩髃：在三角肌区，肩峰外侧缘前端与肱骨大结节两骨间凹陷中。屈臂外展，肩峰外侧缘呈现前后两个凹陷，前下方的凹陷即是本穴位。

肩前：在肩前区，腋前皱襞顶端与肩髃连线的中点。

肩贞：在肩胛区，肩关节后下方，腋后纹头直上1寸。

阳陵泉：在小腿外侧，腓骨头前下方凹陷中。

尺泽：在肘区，肘横纹上，肱二头肌腱桡侧凹陷中。

孔最：在前臂前区，腕掌侧远端横纹上7寸，尺泽与太渊连线上。

曲池：在肘区，曲肘成直角，在肘横纹外侧端与肱骨外上髁连线中点处。

外关：在前臂后区，腕背侧远端横纹上2寸，尺骨与桡骨间隙中点。

后溪：在手第5掌指关节尺侧近端赤白肉际凹陷中。

养老：在前臂后区，腕背横纹上1寸，尺骨头桡侧凹陷中。

四、操作流程

（一）主穴操作

1. 温针灸（视频2–11）：肩前、肩髃、肩贞、阳陵泉，20～30分钟。

2. 艾条雀啄灸（视频2–8）：肩部阿是穴，5～10分钟。

（二）配穴操作

艾条温和灸（视频2–7）：尺泽、孔最、曲池、外关、后溪、养老，5～10分钟。

（三）重点提示

1. 温针灸法针刺时宜深浅适度，太浅则装艾后悬起过高，患者无热感，太深则装艾后容易烫伤穴位皮肤。

2. 温针灸法留置过程中嘱患者勿移动体位，防止烫伤皮肤，烧坏床单等物品。

3. 施艾条温和灸时，手持艾条不要移动，不可距局部皮肤太近，以免烫伤。

4. 施艾条回旋灸时，手持艾条回旋的速度要均匀一致。

五、温馨贴士

1. 灸法治疗肩周炎有较好的疗效。但必须明确诊断，排除肩关节结核、肿瘤、骨折、脱臼等其他疾病，并与颈椎病、内脏病等引起的牵涉痛相区别。

2. 把握灸法治疗时机，病程越短效果越好。对组织产生粘连、肌肉萎缩者，应结合推拿治疗，以提高疗效。

3. 自主锻炼和被动锻炼是配合灸法治疗、早日恢复肩关节功能不可缺少的环节。必须强调适当进行肩部功能练习，每天做2～3次“爬墙”活动。

4. 注意肩部保暖，避免风寒侵袭。

第十三节 腰痛

腰痛又称“腰脊痛”，以自觉腰部疼痛为主症，本病临床辨证可分为寒湿腰痛、瘀血腰痛、肾虚腰痛等型，治以温经散寒、活血化瘀、补肾壮腰为主。

一、辨证分型

寒湿腰痛 腰部有受寒史，天气变化或阴雨风冷时加重，拘挛不可俯仰，或疼痛连及下肢。

瘀血腰痛 腰部有劳损或陈伤史，晨起、劳累、久坐时加重，腰部两侧肌肉触之有僵硬感，痛处固定不移。

肾虚腰痛 起病缓慢，腰部隐隐作痛（以酸病为主），乏力易倦，脉细。

二、艾灸处方

主穴 委中、肾俞、大肠俞、阿是穴。

辨证配穴　寒湿腰痛加关元俞、腰阳关，瘀血腰痛加膈俞、肝俞，肾虚腰痛加命门、志室。

疗程　每日1次，10次为1个疗程。

方解　委中是腰背足太阳经两分支在腘窝的汇合点，“腰背委中求”，可疏调腰背部经脉之气血；腰为肾之府，肾俞可壮腰益肾；大肠俞、阿是穴，可疏通局部经脉、络脉及经筋之气血，通经止痛。寒湿腰痛灸关元俞、腰阳关，可温经散寒；瘀血腰痛灸膈俞、肝俞，可活血化瘀；肾虚腰痛灸命门、志室，可培补肾命。

三、腧穴定位

委中：在膝后区，腘横纹中点。

肾俞：在脊柱区，第2腰椎棘突下，后正中线旁开1.5寸。

大肠俞：在脊柱区，第4腰椎棘突下，后正中线旁开1.5寸。

关元俞：在脊柱区，第5腰椎棘突下，后正中线旁开1.5寸。

腰阳关：在脊柱区，第4腰椎棘突下凹陷中，后正中线上。

膈俞：在脊柱区，第7胸椎棘突下，后正中线旁开1.5寸。

肝俞：在脊柱区，第9胸椎棘突下，后正中线旁开1.5寸。

命门：在脊柱区，第2腰椎棘突下凹陷中，后正中线上。

志室：在腰区，第2腰椎棘突下，后正中线旁开3寸。

四、操作流程

（一）主穴操作

1. 温针灸（视频2–11）：大肠俞、肾俞、委中，20～30分钟。

2. 实按灸（视频2–10）：腰部阿是穴，5～8壮。

（二）配穴操作

隔姜灸（视频2–3）：命门、志室、关元俞、腰阳关、膈俞、肝俞，5～8壮。

（三）重点提示

1. 温针灸法针刺时宜深浅适度，太浅则装艾后悬起过高，患者无热感，太深则装艾后容易烫伤穴位皮肤。

2. 温针灸法留置过程中嘱患者勿移动体位，防止烫伤皮肤，烧坏床单等物品。

3. 施隔姜灸过程中，患者灼痛时应及时提起姜片及艾炷，防止灼伤。

五、温馨贴士

1. 灸法治疗腰痛因病因不同，疗效常有差异。风湿性腰痛和腰肌劳损疗效最好；腰椎病变和椎间盘突出引起的腰痛，灸法可明显缓解症状；腰部小关节周围的韧带撕裂疗效较差；内脏疾患引起的腰痛要以治疗原发病为主；因脊柱结核、肿瘤等引起的腰痛，则不属针灸治疗范围。

2. 平时常用两手掌根部按柔腰部，可减轻和防止疼痛。

3. 对于椎间盘突出引起的腰痛可配合推拿、牵引等疗法。